人体运动彩色解剖图谱系列

健身房训练

超值口袋版

彩色图谱

人邮体育解剖图谱编写组 编著

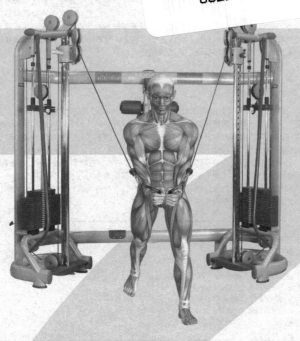

人民邮电出版社

北京

图书在版编目（CIP）数据

健身房训练彩色图谱：超值口袋版 / 人邮体育解剖
图谱编写组编著. -- 北京：人民邮电出版社，2024.7
ISBN 978-7-115-64311-7

Ⅰ. ①健… Ⅱ. ①人… Ⅲ. ①健身器械－健身运动－
图谱 Ⅳ. ①R322-64②G883-64

中国国家版本馆CIP数据核字(2024)第084525号

内 容 提 要

　　了解训练动作的解剖学知识能帮助我们更好地理解训练动作的原理与要点，从而正确发力，精准健身。对于第一次走进健身房、不知道如何使用健身器械的个体来说，本书是一本不可多得的超详细训练动作指南。本书介绍了健身基础知识，涵盖了健身房常见器械，讲解了针对全身不同部位的100个训练动作，提供了拿来即用的多主题训练计划。对于每一个训练动作，本书都提供了由专业教练示范的动作图、高清彩色肌肉解剖图、正确和错误做法、呼吸指导等，有助于训练者清晰了解训练动作的目标肌群，以及如何正确地做动作。本书能帮助训练者掌握高效训练方法，快速实现健身目标，同时避免损伤，既适合健身新手、健身爱好者阅读，对于健身教练、体能教练等专业人士也具有一定的参考价值。

- ◆ 编　　著　人邮体育解剖图谱编写组
　　责任编辑　王若璇
　　责任印刷　彭志环
- ◆ 人民邮电出版社出版发行　　北京市丰台区成寿寺路 11 号
　　邮编　100164　电子邮件　315@ptpress.com.cn
　　网址　https://www.ptpress.com.cn
　　北京虎彩文化传播有限公司印刷
- ◆ 开本：787×1092　1/32
　　印张：4　　　　　　　　　　　　2024 年 7 月第 1 版
　　字数：131 千字　　　　　　　　2025 年 4 月北京第 5 次印刷

定价：29.80 元

读者服务热线：(010) 81055296　印装质量热线：(010) 81055316
反盗版热线：(010) 81055315

目 录

第1章　肩臂训练　　　　　　　　1

第2章　胸背训练　26

第3章　核心训练　58

第4章 臀腿训练 72

本书使用说明

解剖图解

呼吸指导

动作名称

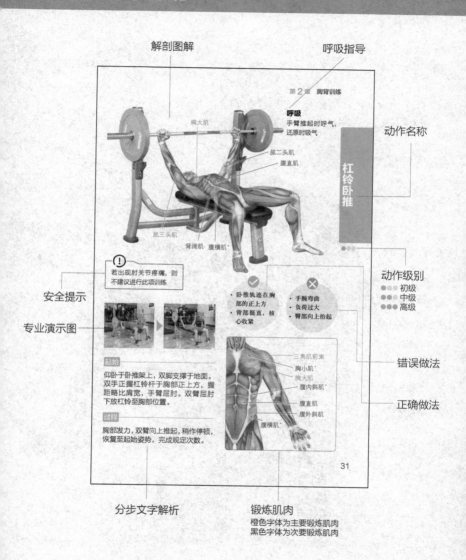

第2章 胸背训练

呼吸
手臂推起时呼气,
还原时吸气

胸大肌

肱二头肌

腹直肌

杠铃卧推

肱三头肌

背阔肌 腹横肌

！
若出现肘关节疼痛,则
不建议进行此项训练

动作级别
⬤◯◯ 初级
⬤⬤◯ 中级
⬤⬤⬤ 高级

安全提示

专业演示图

✓
· 卧推轨迹在胸
部的正上方
· 背部挺直,核
心收紧

✗
· 手腕弯曲
· 负荷过大
· 臀部向上抬起

错误做法

三角肌前束

胸小肌

胸大肌

腹内斜肌

正确做法

起始
仰卧于卧推架上,双脚支撑于地面。
双手正握杠铃杆于胸部正上方,握
距略比肩宽,手臂屈肘。双臂屈肘
下放杠铃至胸部位置。

腹直肌

腹外斜肌

腹横肌

过程
胸部发力,双臂向上推起,稍作停顿,
恢复至起始姿势,完成规定次数。

31

分步文字解析

锻炼肌肉
橙色字体为主要锻炼肌肉
黑色字体为次要锻炼肌肉

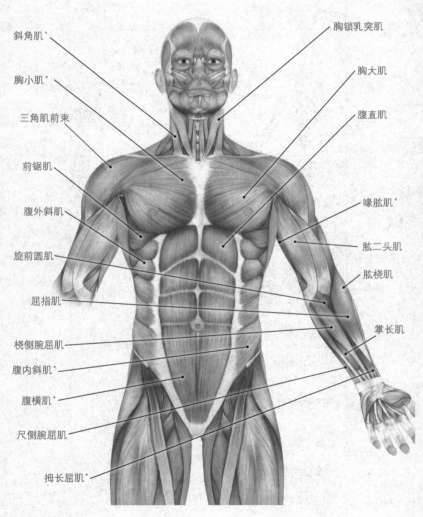

斜角肌*

胸小肌*

三角肌前束

前锯肌

腹外斜肌

旋前圆肌

屈指肌

桡侧腕屈肌

腹内斜肌*

腹横肌*

尺侧腕屈肌

拇长屈肌*

胸锁乳突肌

胸大肌

腹直肌

喙肱肌*

肱二头肌

肱桡肌

掌长肌

注：*为深层肌肉，余同。

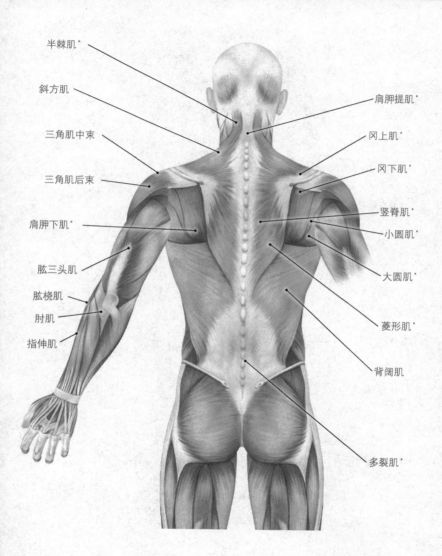

半棘肌*

斜方肌

三角肌中束

三角肌后束

肩胛下肌*

肱三头肌

肱桡肌

肘肌

指伸肌

肩胛提肌*

冈上肌*

冈下肌*

竖脊肌*

小圆肌*

大圆肌*

菱形肌*

背阔肌

多裂肌*

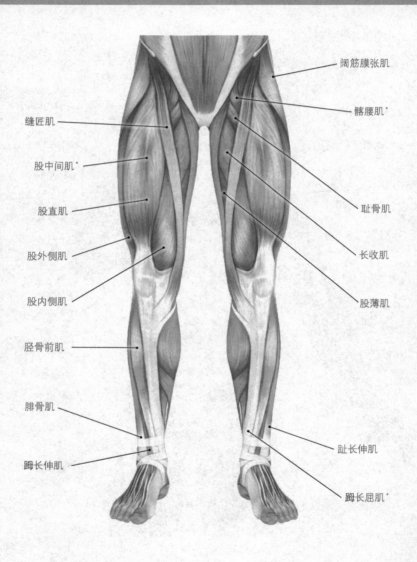

阔筋膜张肌

髂腰肌*

缝匠肌

股中间肌*

股直肌

股外侧肌

股内侧肌

胫骨前肌

腓骨肌

蹈长伸肌

耻骨肌

长收肌

股薄肌

趾长伸肌

蹈长屈肌*

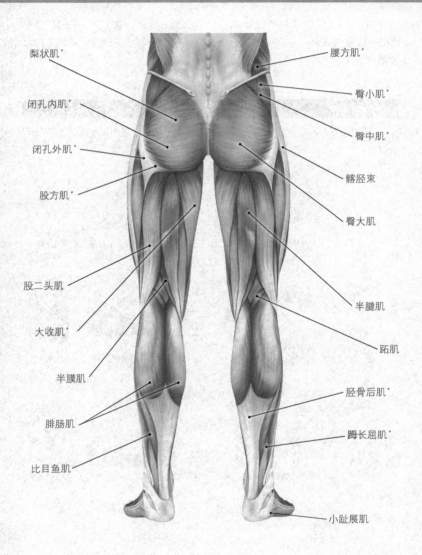

梨状肌*

闭孔内肌*

闭孔外肌*

股方肌*

股二头肌

大收肌*

半膜肌

腓肠肌

比目鱼肌

腰方肌*

臀小肌*

臀中肌*

髂胫束

臀大肌

半腱肌

跖肌

胫骨后肌*

姆长屈肌*

小趾展肌

运动平面

通常人体运动可以被描述为在3个平面上的运动，这3个想象的相互垂直的平面穿过人体，在人体的重心处交叉，它们分别是矢状面、冠状面和水平面。

矢状面

矢状面将人体分为左、右两半。在矢状面上的运动包括四肢与躯干屈曲和伸展等。

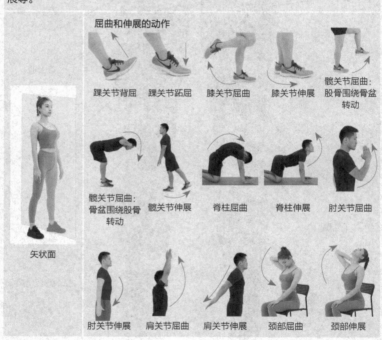

矢状面

屈曲和伸展的动作

踝关节背屈　　踝关节跖屈　　膝关节屈曲　　膝关节伸展　　髋关节屈曲：股骨围绕骨盆转动

髋关节屈曲：骨盆围绕股骨转动　　髋关节伸展　　脊柱屈曲　　脊柱伸展　　肘关节屈曲

肘关节伸展　　肩关节屈曲　　肩关节伸展　　颈部屈曲　　颈部伸展

冠状面

　　冠状面将人体分成前、后两半。在冠状面上的运动包括四肢内收和外展（相对于躯干）、脊柱侧屈及足踝内翻和外翻等。

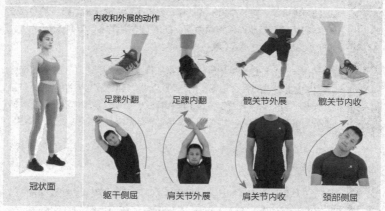

内收和外展的动作

足踝外翻　　足踝内翻　　髋关节外展　　髋关节内收

躯干侧屈　　肩关节外展　　肩关节内收　　颈部侧屈

冠状面

水平面

　　水平面将人体分成上、下两半。水平面运动包括四肢内旋和外旋，头颈左、右旋转，四肢水平外展和水平内收以及前臂旋前、旋后等。

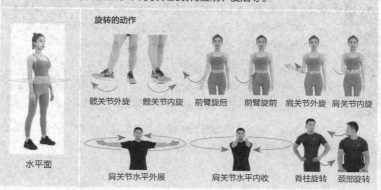

旋转的动作

髋关节外旋　　髋关节内旋　　前臂旋后　　前臂旋前　　肩关节外旋　　肩关节内旋

肩关节水平外展　　肩关节水平内收　　脊柱旋转　　颈部旋转

水平面

动作模式

在健身房进行训练时使用的动作可被归类为不同的模式，如推、拉、跳跃、旋转、蹲等。

推	推类动作主要指通过上肢和躯干发力，将物体推离身体（如卧推等）或将身体推离物体（如俯卧撑等）的动作。做推类动作时，虽然重点发力部位是上肢和躯干，但动作是整体性的，往往同时需要核心与下肢协同发力，才能高质量完成动作，得到最好的训练效果。
拉	拉类动作与推类动作恰恰相反，主要指依靠上肢和背部肌肉的力量，使物体与身体靠近（如硬拉、划船、引体向上等）。与推类动作相同的是，做拉类动作时，虽然重点发力部位是上肢和背部，但动作是整体性的，需要核心部位与下肢协同发力，才能高质量完成该类动作，得到最好的训练效果。

*训练时，可以将推与拉的动作组合，使一部分肌肉做功时，另一部分肌肉休息，以此提升训练效率，也让肌肉得到全方位的锻炼。

跳跃	跳跃类动作属于爆发性的动作，主要通过下肢发力，使身体在瞬间发生位移，如栏架类动作、跳箱类动作，以及跳高、跳远等动作。
旋转	旋转类动作主要指依靠核心力量，使身体发生旋转的动作。在旋转过程中，上肢或下肢的位置会发生变化，借由旋转的速度与势能，发出的力会更大。此类动作在专项运动中很常见，如各种投掷动作，以及球类运动中的闪躲、转身动作等。力量训练中常见的旋转类动作有上提、下砍、俄罗斯转体等。旋转类动作能帮助提升核心部位的力量与稳定性，而核心部位的力量与稳定性是各种运动的基石。
蹲	蹲类动作指在保持核心稳定的前提下，臀部和腿部肌肉发力，使身体重心向上、下、左、右等方向移动的动作，如深蹲、弓步蹲等。蹲类动作主要锻炼下肢肌肉的力量与爆发力，也是减脂瘦身的常用动作。

此外，还有屈伸、侧屈、跨步等动作模式。无论是哪种动作模式，在训练中都要合理运用，科学搭配，使肌肉得到更全面的锻炼。

训练要素

在健身房中进行训练时，一个动作做几组、每组做多少次、每组之间的时间间隔等都是训练要素，需要我们好好把握。在进行训练之前，我们有必要了解一下这些要素。

动作的重复次数与组数

一个动作做几组，每组做多少次，需要依据动作的总次数（即训练量）来进行设定。除了大重量的负重训练，对于常规训练来说，将动作的总次数控制在25~50次最好。如果动作较简单、负重小，可以分3组来做，例如，总次数为30次，分3组，每组10次。如果动作较难，可以分成多组进行，每组的次数少一些。一般来说，单组次数的常用范围有3种：8~10次、10~12次和12~15次，训练者可根据自己的水平和目标来选择合适的范围。持续规律训练一段时间后，可以适当增加训练量，给肌肉更大的刺激，获得更理想的效果。

组与组之间的时间间隔

完成一组训练后，需要进行短暂休息，再开始下一组训练。休息的时间不能太长，否则会失去刺激肌肉的最好时机；也不能太短，否则肌肉恢复不够，会影响下一组动作的完成质量。

肌纤维分为快缩型和慢缩型。大负重训练会调动快缩型肌纤维，让人体在短时间内产生很大的力，但快缩型肌纤维很容易疲劳，且恢复时间长；小负重训练会调动慢缩型肌纤维，慢缩型肌纤维产生的力没那么大，但耐力好且恢复快。因此，大负重训练需要较长的组间休息时间，而小负重训练只需要短暂的组间休息时间。

总体来说，应将组与组之间的时间间隔控制在1~3分钟，少数大负重训练组间需要休息3~5分钟。训练者可以根据训练强度来调整组间的时间间隔。

训练的周期性

我们既需要进行针对全身的训练，也需要进行针对特定部位的训练。设定合理的训练周期，有计划地训练，比散漫、无目标地训练的效果好得多。根据重复次数分阶段训练，或按重点锻炼部位分周期训练，都是可行的计划。例如，刚开始健身时，可以先进行小负重、高重复次数的训练，一个月后可进行稍大负重、中等重复次数的训练，两个月后可进行大负重、低重复次数的训练，等等。总之，负荷渐进式的周期性训练会让人获得实质性的进步。

训练频率

训练频率即每周训练的次数，总的设置原则是每周至少训练2天，最好能隔天进行1次训练。初级和中级水平的训练者每周训练3天，高级训练者每周训练4天，这是比较合理的安排。在非训练日，可适当进行一些有氧训练，促进肌肉恢复。

训练注意事项

热身与放松

对于任何训练来说，热身与放松都是必需的。热身可以使肌肉脱离僵硬、静止的状态，使体温升高、肌肉弹性得到提升；使血液流动加快，让养分到达身体各处的速度加快，使肌肉更好地进入运动状态，不会因为僵硬而拉伤或痉挛。放松则是为了使肌肉更好地恢复，将训练中产生的乳酸等代谢废物快速排出，减轻疲劳感与肌肉酸痛感。

动作的顺序

想要提升训练效果，合理安排动作顺序很重要。每次训练时，最好先做耗能最高的动作，也就是需要调动大肌肉群的动作，然后做针对小肌肉群的、耗能低的动作。还有一种效率很高的训练方法，就是组合进行不同模式的动作，可以使完成某一类动作后疲劳的肌肉得到调整，又不干扰另一类动作需要调动的肌肉，让肌肉得到全面锻炼。

器械的选择

在健身房中，除了固定器械外，还会用到哑铃、杠铃等。就哑铃而言，训练者一开始应选择轻型哑铃（3千克、4千克、6千克、8千克等级别），适应后再逐渐提升重量。就杠铃而言，训练者一开始使用杠铃杆即可，杠铃杆的常规重量为15~20千克。随着自身力量的增强，可以增加杠铃片，此时的负重需求应参考个人的训练目的和一次重复最大力量（Repetition Maximum，RM），后者反映了个体在完成某个动作1次时所能使用的最大负重。具体负重参考：要想增强肌肉力量，选择6RM以下负重；要想提升肌肉围度，选择6~12RM负重；要想优化肌肉线条，选择12~20RM负重；要想锻炼肌肉耐力，选择20RM以上负重。

训练节奏

节奏对力量训练十分重要。在大部分情况下，训练动作的完成可分为3个阶段：向心收缩、等长收缩和离心收缩。例如，在卧推动作中，向上推举杠铃的阶段是向心收缩，到动作顶点的停滞阶段是等长收缩，然后将杠铃缓慢放下的阶段是离心收缩。一个动作的完整过程，在时间上是有节奏的。依然以卧推为例，下放过程慢一些，用4秒，下放后立即上推，没有停顿，上推过程用1秒，到动作顶点停顿2秒，那么这个动作的节奏就是4-0-1-2。通常来说，大部分动作讲究快起慢放，把握好动作节奏，可以更好地刺激肌肉，使训练效果更好。

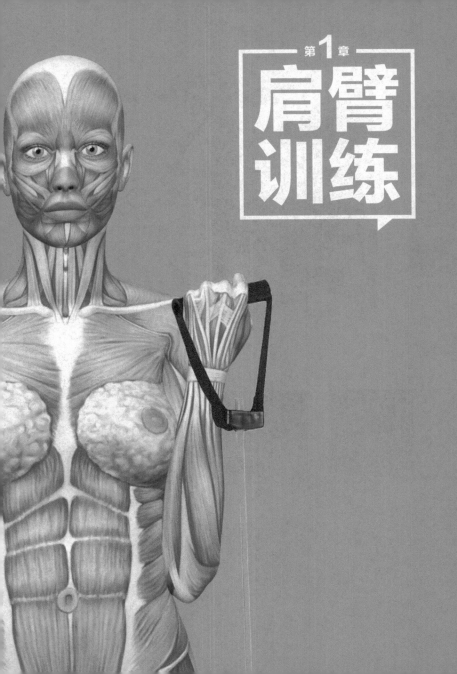

器械肩上推举

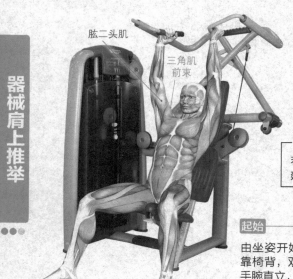

肱二头肌

三角肌
前束

呼吸
手臂上推时呼气，
还原时吸气

! 若肩部存在不适，则不
建议进行此项训练

起始

由坐姿开始，上身挺直，背部紧
靠椅背，双脚撑地，手握把手，
手腕直立，呈竖把位。

过程

向上推起把手。双臂向上推起至
手臂伸直，稍作停顿后下放把手。
恢复至起始姿势，完成规定的
次数。

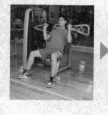 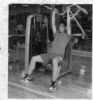

· 后背和臀部紧
贴座椅，手臂
发力

· 肩部上耸

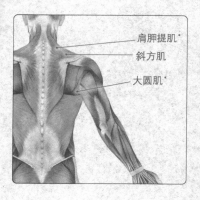

肩胛提肌*

斜方肌

大圆肌*

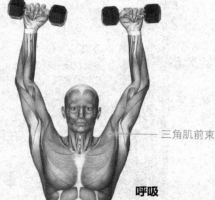

三角肌前束

呼吸

推举时呼气，
还原时吸气

(!) 若出现肩关节疼痛，则不
建议进行此项训练

起始

身体呈基本站姿，双手握哑
铃，屈肘放于肩关节上方，
掌心向前。

过程

保持身体稳定，双臂同时过
顶上举。恢复至起始姿势，
完成规定的次数。

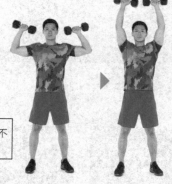

• • •

• 双臂同时向上推举
  保持身体稳定
• 背部挺直

• 身体晃动，重
  心不稳
• 双臂前后晃动

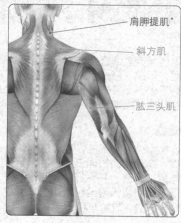

肩胛提肌*

斜方肌

肱三头肌

3

绳索俯身肩部侧拉

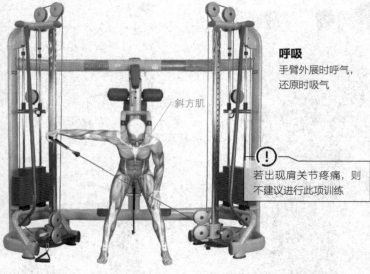

斜方肌

呼吸
手臂外展时呼气，
还原时吸气

(!) 若出现肩关节疼痛，则
不建议进行此项训练

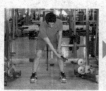 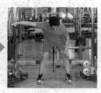

- 躯干保持挺直
- 肩胛骨收紧

- 身体重心不稳
- 背部弯曲

起始

将器械调至合适挡位，一侧手臂伸
直，手握对侧把手。双腿屈膝，上
身下俯，保持核心收紧，非训练侧
手扶同侧腿膝盖。

过程

保持身体姿势不变，训练侧手臂伸
直，向训练侧拉绳索。侧拉至手臂
与肩部同高，并平行于地面，稍作
停顿，缓慢恢复至起始姿势，完成
规定次数。对侧亦然。

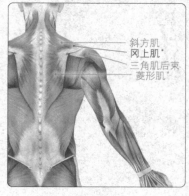

斜方肌
冈上肌*
三角肌后束
菱形肌*

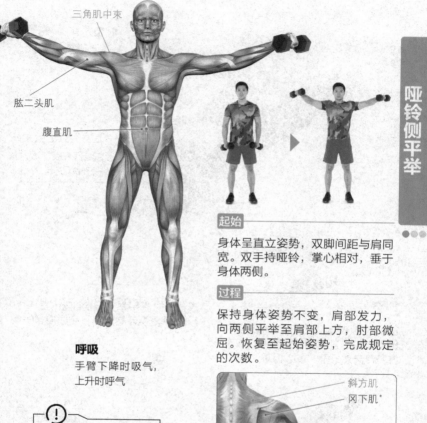

三角肌中束

肱二头肌

腹直肌

哑铃侧平举

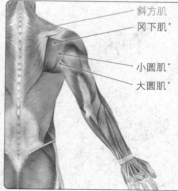

起始

身体呈直立姿势，双脚间距与肩同宽。双手持哑铃，掌心相对，垂于身体两侧。

过程

保持身体姿势不变，肩部发力，向两侧平举至肩部上方，肘部微屈。恢复至起始姿势，完成规定的次数。

斜方肌
冈下肌*
小圆肌*
大圆肌*

呼吸

手臂下降时吸气，上升时呼气

! 若出现肩关节疼痛，则不建议进行此项训练

- 肩部放松
- 核心收紧
- 身体保持稳定

- 身体晃动
- 抬臂过高
- 肩部上耸

哑铃上斜侧平举

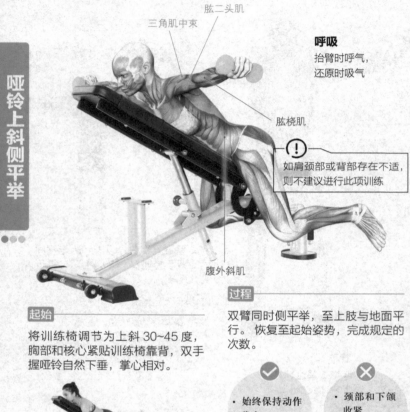

三角肌中束

肱二头肌

呼吸
抬臂时呼气，
还原时吸气

肱桡肌

! 如肩颈部或背部存在不适，则不建议进行此项训练

腹外斜肌

起始

将训练椅调节为上斜 30~45 度，胸部和核心紧贴训练椅靠背，双手握哑铃自然下垂，掌心相对。

过程

双臂同时侧平举，至上肢与地面平行。恢复至起始姿势，完成规定的次数。

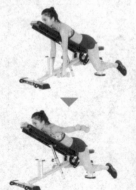

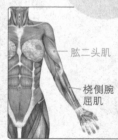

✓
· 始终保持动作稳定

✗
· 颈部和下颌收紧
· 身体下滑

肱二头肌

桡侧腕屈肌

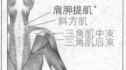

肩胛提肌*
斜方肌
三角肌中束
三角肌后束

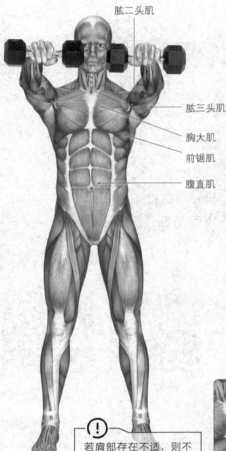

肱二头肌

呼吸
抬臂时呼气，
还原时吸气

起始

站姿，双手握哑铃，自然垂落于身前，双脚间距与肩同宽。双臂同时向上平举哑铃。

过程

双臂向前平举哑铃至双臂与地面平行，保持动作至规定的时间。恢复至起始姿势，完成规定的次数。

肱三头肌

胸大肌

前锯肌

腹直肌

哑铃前平举

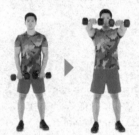

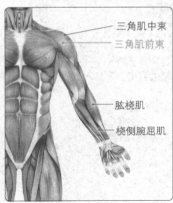

三角肌中束

三角肌前束

肱桡肌

桡侧腕屈肌

若肩部存在不适，则不建议进行此项训练

· 保持背部挺直肘关节可略微弯曲

· 双肩上耸
· 身体晃动

7

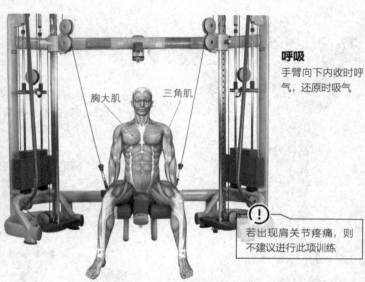

绳索直臂肩内收

胸大肌　　三角肌

呼吸
手臂向下内收时呼气，还原时吸气

! 若出现肩关节疼痛，则不建议进行此项训练

起始

身体呈坐姿，上身挺直，双脚撑地。双臂伸直侧平举，与肩同高，手握把手，掌心向下。

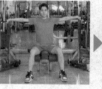 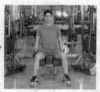

过程

保持身体姿势不变，双臂伸直，肩部放松，下拉绳索。将把手拉至身体两侧，稍作停顿。恢复至起始姿势，完成规定的次数。

· 双脚保持固定
· 手臂与躯干在同一平面

· 肩部上耸
· 双脚移动位置

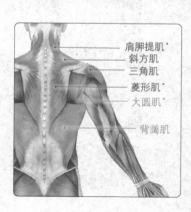

肩胛提肌*
斜方肌
三角肌
菱形肌*
大圆肌*
背阔肌

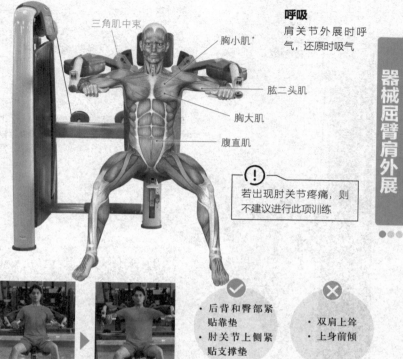

三角肌中束

胸小肌*

肱二头肌

胸大肌

腹直肌

呼吸
肩关节外展时呼
气，还原时吸气

器械屈臂肩外展

!
若出现肘关节疼痛，则
不建议进行此项训练

● ● ●

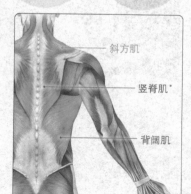

✓
· 后背和臀部紧
贴靠垫
· 肘关节上侧紧
贴支撑垫

✕
· 双肩上耸
· 上身前倾

斜方肌

竖脊肌*

背阔肌

起始

坐于器械上，调整座椅位。膝关节
屈曲，双脚支撑于地面，躯干紧靠
椅背，肘部上侧紧贴支撑垫，双手
握紧两侧把手。

过程

保持身体姿势不变，挺胸收腹，肩关
节向外展，肘关节上侧对抗支撑垫
至水平位，恢复至起始姿势，完成
规定的次数。

绳索肩外旋

!　若出现肩关节疼痛，则不建议进行此项训练

起始

身体呈直立姿势，一侧臂屈肘约90度，手握把手，横于胸前位置，对侧手扶腰。

过程

保持身体姿势不变，上臂夹紧，训练侧手臂向外旋转，前臂始终平行于地面。拉伸至极限位置，稍作停顿。恢复至起始姿势，完成规定的次数。对侧亦然。

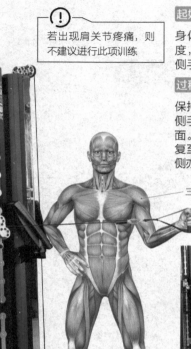

三角肌前束

呼吸

肩外旋时呼气，还原时吸气

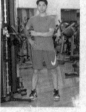 ▶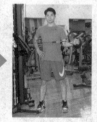

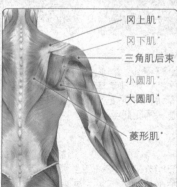

冈上肌*
冈下肌*
三角肌后束
小圆肌*
大圆肌*
菱形肌*

· 大臂及肘关节靠近躯干
· 前臂与地面平行

· 背部弯曲
· 上臂向上抬起

三角肌

肘肌

腹直肌

呼吸
肩上旋时呼气，
还原时吸气

(!) 若出现肘关节疼痛，则
不建议进行此项训练

绳索功能位肩外旋

●●●

起始

面向器械站立，双脚开立，略比肩宽。
一侧手扶髋，对侧手臂前伸平举，
与肩同高，手握把手，掌心向下。

 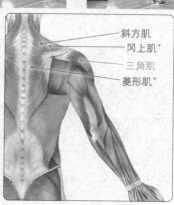

过程

保持身体姿势不变，屈肘后拉，至
上臂与肩部齐平。同时保持手臂与
地面平行。手臂向上旋转至头部左
侧，此时掌心向前。恢复至起始姿势，
完成规定的次数。对侧亦然。

斜方肌
冈上肌*
三角肌
菱形肌*

✓ · 肩关节上旋时保
持上臂与肩部在
同一平面且呈约
90度夹角

✗ · 手臂晃动
· 身体后仰
· 肩部上耸

哑铃耸肩

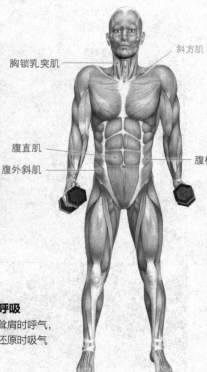

斜方肌

胸锁乳突肌

腹直肌

腹外斜肌

腹横肌*

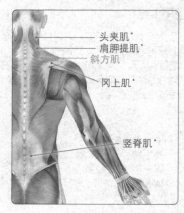

呼吸
耸肩时呼气,
还原时吸气

起始

基本站姿,双手握哑铃,自然垂落于身体两侧,掌心相对。

过程

保持身体姿势,双肩同时上耸。然后恢复至起始姿势,完成规定的次数。

⚠️ 若肩部存在不适,则不建议进行此项训练

头夹肌*
肩胛提肌*
斜方肌
冈上肌*

竖脊肌*

· 保持背部平直

· 肩部直上直下运动

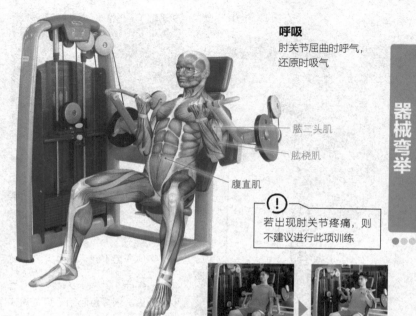

呼吸

肘关节屈曲时呼气，还原时吸气

器械弯举

肱二头肌

肱桡肌

腹直肌

若出现肘关节疼痛，则不建议进行此项训练

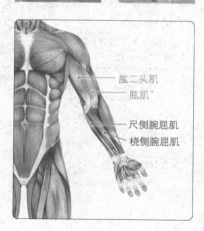

起始

由坐姿开始，上身挺直，背靠椅背。双脚撑地，双臂伸直，手握把手。

过程

保持身体姿势不变，双臂缓慢向上弯举。向上弯举至动作极限，稍作停顿。恢复至起始姿势，完成规定的次数。

· 肘关节紧贴支撑垫
· 背部、臀部紧贴座椅

· 双脚离地
· 上身前倾

肱二头肌

肱肌·

尺侧腕屈肌

桡侧腕屈肌

13

绳索弯举

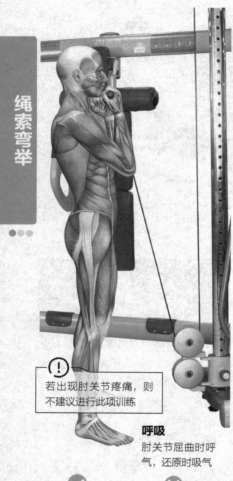

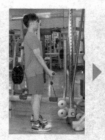 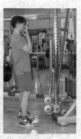

起始

面向器械站立，挺胸收腹，身体略微后仰。双臂伸直，手握把手，掌心向上。

过程

保持身体姿势不变，上臂夹紧，前臂向上弯举。肘关节屈曲约90度。双臂继续向上弯举，至前臂大约与地面垂直。恢复至起始姿势，完成规定的次数。

(!) 若出现肘关节疼痛，则不建议进行此项训练

呼吸
肘关节屈曲时呼气，还原时吸气

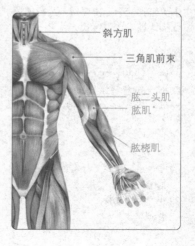

斜方肌

三角肌前束

肱二头肌
肱肌

肱桡肌

· 上臂保持夹紧
· 躯干保持挺直且收紧

❌
· 肘关节外展
· 身体过度后仰

14

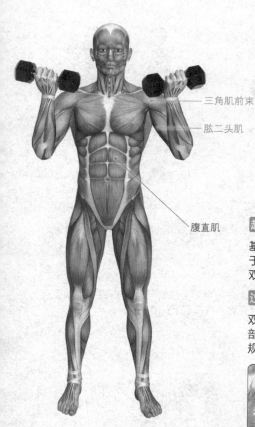

三角肌前束

肱二头肌

腹直肌

呼吸
弯举时呼气，
还原时吸气

· 背部挺直
· 核心收紧
· 双肩放松

· 双肩上耸
· 背部弯曲

若出现肘关节疼痛，则
不建议进行此项训练

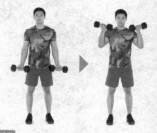

哑铃弯举

●●●

起始

基本站姿，双手握哑铃自然下垂
于身侧，掌心向前。保持站姿，
双臂同时向上弯举，掌心向上。

过程

双臂继续向上弯举至双手位于肩
部上方。恢复至起始姿势，完成
规定的次数。

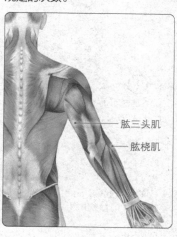

肱三头肌

肱桡肌

15

哑铃锤式弯举

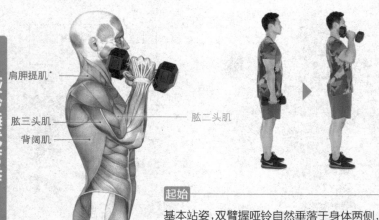

肩胛提肌*

肱三头肌

背阔肌

肱二头肌

呼吸
肘关节弯曲时
呼气，恢复时
吸气

起始

基本站姿，双臂握哑铃自然垂落于身体两侧，掌心相对。双臂同时弯举，保持掌心相对。

过程

双臂向上弯举至前臂与地面垂直。恢复至起始姿势，完成规定的次数。

(!) 若肘关节存在不适，则
不建议进行此项训练

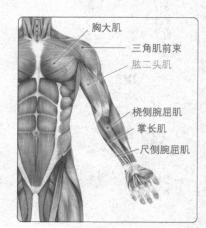

胸大肌

三角肌前束

肱二头肌

桡侧腕屈肌

掌长肌

尺侧腕屈肌

✓
・ 核心收紧
・ 上臂保持不动

✗
・ 弯举速度过快
・ 肘部向两侧展
　开

呼吸

弯举时呼气，
还原时吸气

三角肌前束

肱二头肌

肱三头肌

⚠ 若肘关节存在不适，则
不建议进行此项训练

胸大肌

腹直肌

哑铃反向弯举

● ● ●

起始

基本站姿，双臂握哑铃自然垂落于身
前，掌心向后。双臂向上弯举，掌心
向下。

过程

双臂弯举至前臂与地面垂直，掌心
向前。恢复至起始姿势，完成规定的
次数。

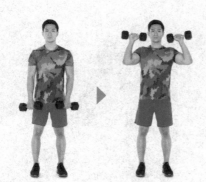

✓
· 背部挺直
· 核心收紧
· 掌心保持向下
· 双肩放松

✗
· 双肩上耸
· 弯腰弓背

17

器械臂屈伸

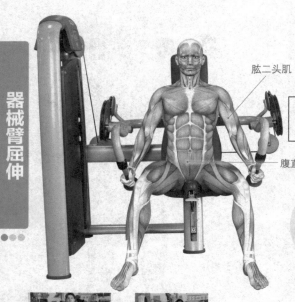

肱二头肌

腹直肌

呼吸
手臂下压时呼气，
还原时吸气

(!) 若出现肘关节疼痛，则
不建议进行此项训练

· 背部挺直
· 后背和臀部紧
贴座椅
· 手臂发力

· 上身前俯
· 背部弯曲

起始

坐于器械上，调整座椅位。膝关节
屈曲，双脚支撑于地面，躯干紧
靠椅背，双手握紧两侧把手且掌
心相对。

过程

双臂同时对抗阻力，尽可能向下伸
展至前臂与地面平行。双臂继续下
拉至手臂伸直。恢复至起始姿势，
完成规定的次数。

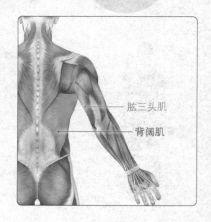

肱三头肌

背阔肌

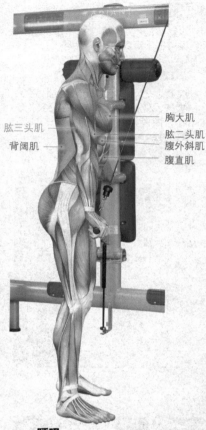

肱三头肌
背阔肌
胸大肌
肱二头肌
腹外斜肌
腹直肌

若出现肘关节疼痛，则不建议进行此项训练

起始

正向站于绳索训练器前，双脚开立与肩同宽。双臂置于身体两侧，上臂夹紧躯干，双手正握把手。

过程

躯干收紧且直立，上臂夹紧于身体两侧，肘关节对抗阻力伸展。双臂下拉伸展至完全伸直。恢复至起始姿势，完成规定的次数。

绳索肱三头肌下压

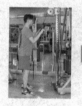 ▶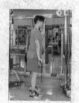

呼吸

肘关节伸展时呼气，还原时吸气

- 身体保持挺直
- 上臂夹紧
- 核心收紧

- 身体前倾或后仰
- 背部弯曲
- 肘关节外展

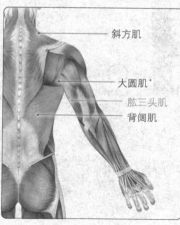

斜方肌
大圆肌·
肱三头肌
背阔肌

双杠臂屈伸

呼吸
手臂撑起时呼气，还原时吸气

起始

双臂屈肘约90度，双手握把杆，保持身体挺直，脚尖点地。

过程

双臂发力，向上撑起至手臂完全伸直，双脚离地，并保持身体挺直。恢复至起始姿势，完成规定的次数。

三角肌后束
肱三头肌
背阔肌

肱桡肌

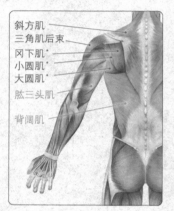

斜方肌
三角肌后束
冈下肌·
小圆肌·
大圆肌·
肱三头肌

背阔肌

(!) 若肩部存在不适，则不建议进行此项训练

 · 身体呈一条直线
· 保持稳定，手臂发力

 · 背部弯曲
· 腿部发力，出现借力的情况

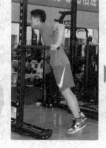 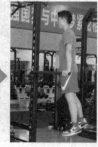

斜方肌　　肱二头肌

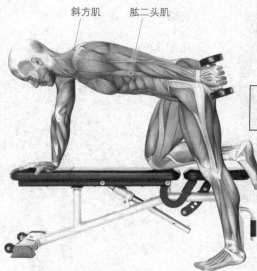

呼吸

后拉时呼气，
还原时吸气

若出现肘关节疼痛，则
不建议进行此项训练

哑铃臂屈伸-单臂

✓

· 背部保持平直
· 屈伸时，上臂
　夹紧且与躯干
　平行

· 支撑手臂晃动
· 背部弯曲

起始

同侧膝、手支撑于训练椅，对侧手
握哑铃于身体一侧，躯干、上臂与
地面平行，前臂垂直地面。

过程

保持身体稳定，单手握哑铃向后伸
展至手臂伸直，且平行于地面。恢
复至起始姿势，完成规定的次数。
对侧亦然。

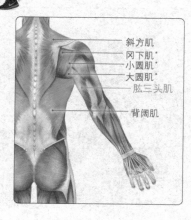

斜方肌
冈下肌*
小圆肌*
大圆肌*
肱三头肌
背阔肌

肱二头肌拉伸

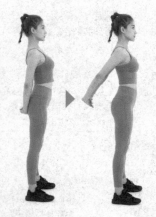

呼吸
拉伸时呼气，
还原时吸气

三角肌前束
胸小肌*
肱二头肌

起始

身体呈站立姿势，挺胸收腹，目视前方，双手交叉于身体后方，掌心向下。

过程

双臂缓慢上抬，感受肱二头肌被拉伸，保持动作至规定时间。

(!) 若肩部存在不适，则不建议进行此项训练

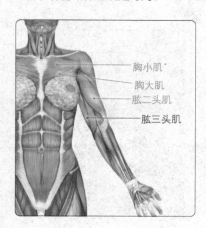

胸小肌*
胸大肌
肱二头肌
肱三头肌

- 保持肩部下垂
- 核心收紧
- 背部挺直

- 双臂上抬过高
- 背部拱起
- 双手松开

呼吸
全程均匀呼吸

若肩部存在不适，则不
建议进行此项训练

胘三头肌拉伸

胘三头肌

肩胛下肌*

小圆肌*

大圆肌*

冈下肌*

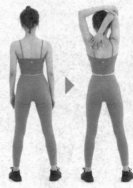

起始

身体呈站立姿势，双脚开立与肩同
宽，双臂自然下垂。

过程

拉伸侧手臂弯曲于头部后侧，对侧
手握住拉伸侧肘部位置。对侧手发
力向本侧拉伸侧手臂，直至胘三头
肌有中等程度的牵拉感，保持动作
至规定时间。对侧亦然。

· 背部保持挺直

· 用力过猛
· 肩部上耸

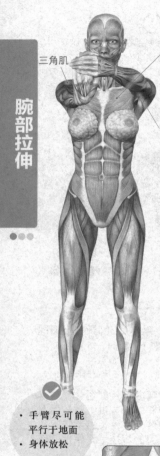

腕部拉伸

三角肌

胸小肌*

肱三头肌

呼吸
全程均匀呼吸

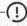
若存在腕关节不适，则不建议进行此项训练

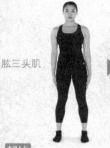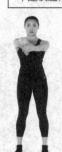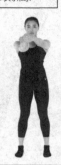

起始

身体呈站立姿势，双脚间距与肩同宽，挺胸收腹，双手自然垂落于身体两侧。

过程

拉伸侧手臂抬起至尽可能与地面平行，指尖向下，掌心向后。对侧手握住拉伸侧手指，轻轻向内用力，感受牵拉感。保持该姿势至规定时间。拉伸侧手指尖向上，掌心向前，对侧手握住拉伸侧手指，轻轻向内用力，感受牵拉感。保持该姿势至规定时间。对侧亦然。

· 手臂尽可能平行于地面
· 身体放松

· 背部弯曲
· 拉伸力度过大

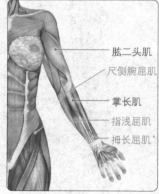

肱二头肌

尺侧腕屈肌

掌长肌

指浅屈肌

拇长屈肌*

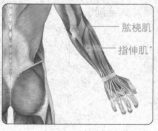

肱桡肌

指伸肌*

胸锁乳突肌

三角肌后束

肱三头肌

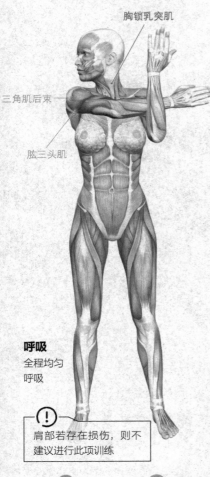

呼吸
全程均匀
呼吸

(!) 肩部若存在损伤，则不
建议进行此项训练

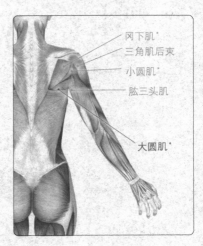

肩部拉伸

- 肘部保持伸直
  状态
- 核心收紧，背
  部挺直

- 肩部上耸

起始

身体呈站立姿势，双脚间距与肩同
宽，双臂自然下垂，目视前方。

过程

肩部自然放松，拉伸侧手臂伸直抬
起置于屈曲的对侧手臂上方。对侧
手臂发力将拉伸侧手臂向身体方向
拉，同时头部向拉伸侧扭转，保持
动作至规定时间。对侧亦然。

冈下肌*
三角肌后束
小圆肌*
肱三头肌

大圆肌*

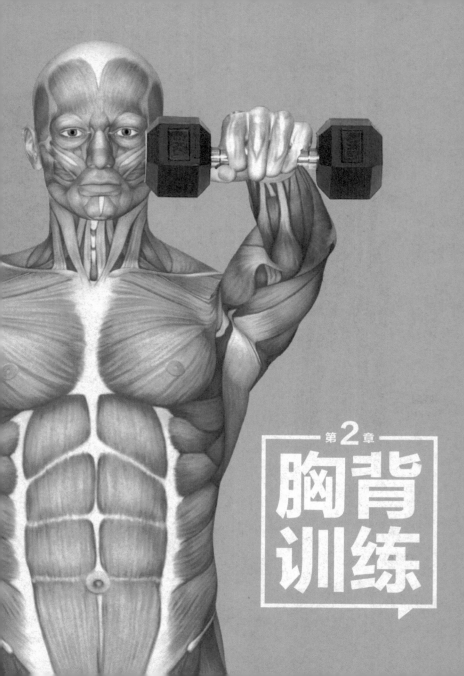

第2章

胸背训练

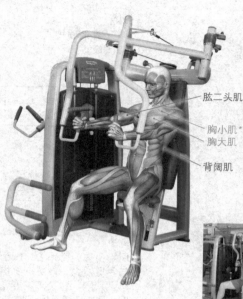

呼吸
手臂前推时呼气,
还原时吸气

肱二头肌

胸小肌*
胸大肌

背阔肌

(!) 若肩部存在不适,则不
建议进行此项训练

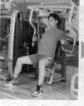 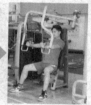

 起始

坐于器械上,头部、上背部紧贴椅背,
双脚撑地,双手握紧把手呈竖把位。

 过程

保持挺胸收腹,双臂前推至手臂完
全伸展,稍作停顿。有控制地恢复
至起始姿势,完成规定的次数。

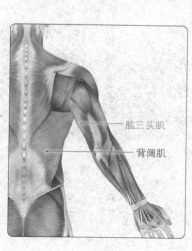

肱三头肌

背阔肌

✓ · 后背和臀部紧
贴座椅,手臂
发力

✗ · 头部前倾
· 抬离椅背

器械上斜推胸

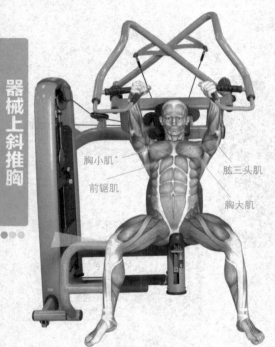

胸小肌

前锯肌

肱三头肌

胸大肌

呼吸

手臂推起时呼气，
还原时吸气

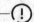

若肩部存在不适，则不
建议进行此项训练

起始

坐于器械上，身体紧贴
座椅，双手握把手呈竖
把位。

过程

保持身体姿势不变，胸部
与手臂发力，双臂向上推
起至顶端，肘关节不要弯
曲，保持姿势至规定时间。
缓慢恢复至起始姿势，完
成规定的次数。

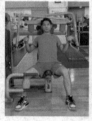

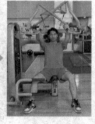

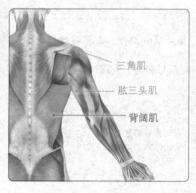

三角肌

肱三头肌

背阔肌

· 腹部核心收紧
· 后背和臀部紧
  贴座椅，手臂
  和胸部发力

· 身体上身前倾
· 双臂完全伸直

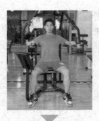

呼吸
手臂前推时呼气,
还原时吸气

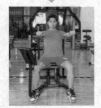

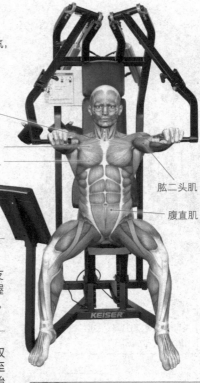

三角肌前束

胸小肌*

胸大肌

肱二头肌

腹直肌

起始

坐于 KEISER 双轴胸部推举机上,
调整座椅位。膝关节屈曲,双脚支
撑于地面,躯干紧靠椅背,双手握
紧两侧可调节阻力把手且掌心向下。

过程

保持身体姿势不变,胸部发力,双
臂同时对抗阻力前推。双臂前推至
手臂伸直,稍作停顿。恢复至起始
姿势,完成规定的次数。

(!) 若出现肘关节疼痛,则
不建议进行此项训练

· 后背和臀部紧
贴座椅

(X)
· 肩部上耸
· 上身前倾
· 肘关节锁死

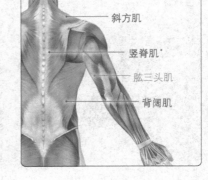

斜方肌

竖脊肌*

肱三头肌

背阔肌

29

绳索推胸

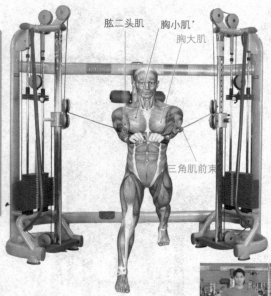

肱二头肌　胸小肌*
胸大肌

三角肌前束

呼吸
手臂前推时呼气，
还原时吸气

· 控制手臂稳定
· 核心收紧

· 身体晃动
· 双肩上耸

若出现肩部疼痛，则不
建议进行此项训练

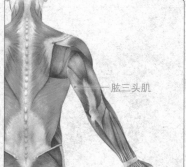

肱三头肌

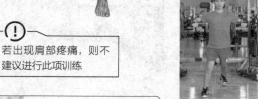

起始

前后分腿背向站于器械前，躯干挺
直，身体略前倾，双手握把手，掌
心向下，肘关节屈曲约 90 度，上臂
与躯干在同一平面。

过程

核心收紧，胸部发力收缩使手臂沿
胸部前方推出。双臂继续前推，向
内收至身体前方，双手接触。恢复
至起始姿势，完成规定的次数。

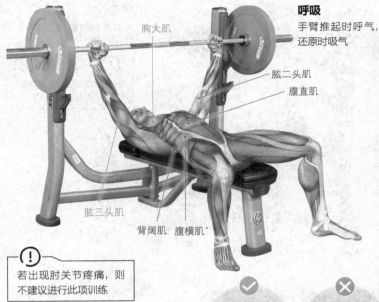

胸大肌

呼吸
手臂推起时呼气，
还原时吸气

肱二头肌

腹直肌

肱三头肌

背阔肌　腹横肌*

(!) 若出现肘关节疼痛，则
不建议进行此项训练

✓
· 卧推轨迹在胸
部的正上方
· 背部挺直，核
心收紧

✗
· 手腕弯曲
· 负荷过大
· 臀部向上抬起

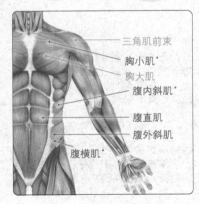

三角肌前束
胸小肌*
胸大肌
腹内斜肌*
腹直肌
腹外斜肌
腹横肌*

起始

仰卧于卧推架上，双脚支撑于地面。
双手正握杠铃杆于胸部正上方，握
距略比肩宽，手臂屈肘。双臂屈肘
下放杠铃至胸部位置。

过程

胸部发力，双臂向上推起，稍作停顿，
恢复至起始姿势，完成规定次数。

31

杠铃上斜卧推

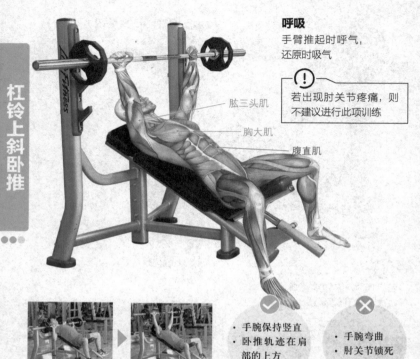

呼吸
手臂推起时呼气，
还原时吸气

若出现肘关节疼痛，则
不建议进行此项训练

肱三头肌

胸大肌

腹直肌

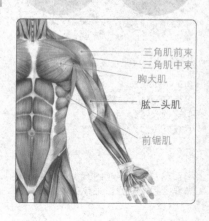

· 手腕保持竖直
· 卧推轨迹在肩部的上方

· 手腕弯曲
· 肘关节锁死

三角肌前束
三角肌中束
胸大肌

肱二头肌

前锯肌

起始

仰卧于上斜卧推架上，双脚脚跟支撑于地面。双手正握杠铃杆于肩部上方，握距略比肩宽，手臂屈肘下放杠铃至肩部。

过程

保持身体姿势不变，双臂向上推举至手臂伸直，稍作停顿，恢复至起始姿势，完成规定的次数。

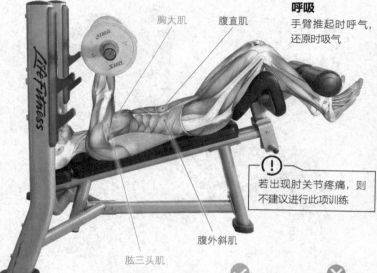

胸大肌　　腹直肌

呼吸
手臂推起时呼气，
还原时吸气

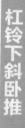

(!) 若出现肘关节疼痛，则
不建议进行此项训练

腹外斜肌

肱三头肌

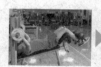

✓
・卧推轨迹在下
胸部的上方，
・核心收紧

✗
・腕关节弯曲
・肘关节锁死

起始

仰卧于下斜卧推架上。双手正握杠
铃杆，握距略比肩宽，手臂屈肘下
放杠铃。

过程

手臂屈肘下放杠铃至下胸部。胸部
发力，双臂稳定向上推举杠铃至手
臂伸直。恢复至起始姿势，完成规
定的次数。

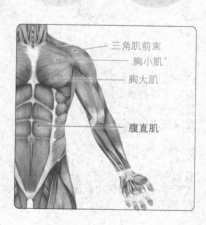

三角肌前束
胸小肌*
胸大肌

腹直肌

哑铃上斜卧推

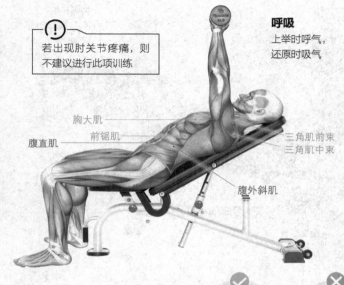

! 若出现肘关节疼痛，则不建议进行此项训练

呼吸
上举时呼气，
还原时吸气

胸大肌

前锯肌

腹直肌

三角肌前束
三角肌中束

腹外斜肌

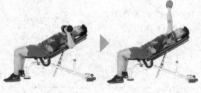

✓
· 头部紧贴椅背
· 背部保持平直

✗
· 头部上抬
· 肘关节锁死

肩胛提肌
斜方肌
冈上肌
肱三头肌
背阔肌

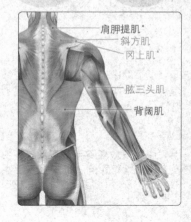

起始

调节训练椅至上斜 30~45 度，身体仰卧于训练椅上，双手握哑铃，双臂屈肘，哑铃位于肩部前方。

过程

双臂同时上举至肘关节完全伸展，双臂伸直。双臂屈肘恢复准备姿势，完成规定次数。

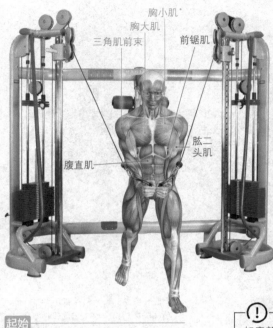

胸小肌*
胸大肌
三角肌前束
前锯肌
肱二头肌
腹直肌

呼吸
手臂下拉时呼气，还原时吸气

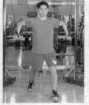
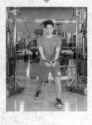

起始

呈弓步姿势站立于龙门架中间位置。双手紧握把手，大臂与肩齐平，略微屈肘，掌心相对。

过程

胸部发力，双臂由上向下拉把手。双臂拉把手至核心前方，双手靠拢。恢复至起始姿势，完成规定的次数。

! 如肩部存在不适，则不建议进行此项训练

· 手臂保持稳定

· 背部弯曲
· 上身下俯
· 小臂过度发力

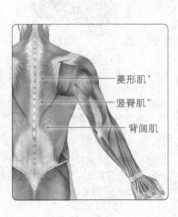

菱形肌*
竖脊肌*
背阔肌

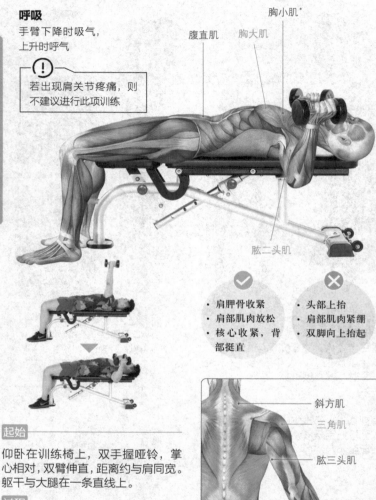

哑铃飞鸟

呼吸
手臂下降时吸气，
上升时呼气

! 若出现肩关节疼痛，则
不建议进行此项训练

胸小肌*

腹直肌　胸大肌

肱二头肌

✓
- 肩胛骨收紧
- 肩部肌肉放松
- 核心收紧，背部挺直

✗
- 头部上抬
- 肩部肌肉紧绷
- 双脚向上抬起

斜方肌

三角肌

肱三头肌

起始

仰卧在训练椅上，双手握哑铃，掌心相对，双臂伸直，距离约与肩同宽。躯干与大腿在一条直线上。

过程

双臂打开至肘部尽可能与肩膀高度一致，做飞鸟练习。恢复至起始姿势，完成规定的次数。

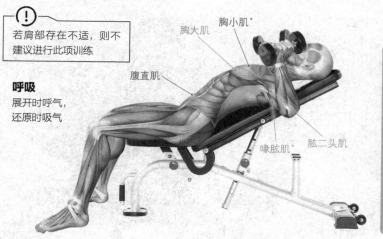

若肩部存在不适，则不建议进行此项训练

呼吸
展开时呼气，
还原时吸气

胸大肌 胸小肌* 腹直肌 喙肱肌* 肱二头肌

 · 保证脊柱与肩部位置始终不变

 · 下颌前伸
· 头部离开椅背
· 肘部过度弯曲

哑铃上斜飞鸟

●●●

起始

调整训练椅为上斜 30~45 度，坐在训练椅上，身体仰卧。双臂握哑铃，掌心相对，手臂伸直，垂直于地面。

过程

双臂向两侧打开，做飞鸟动作，至大臂与地面平行。恢复至起始姿势，完成规定的次数。

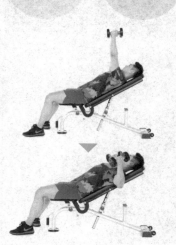

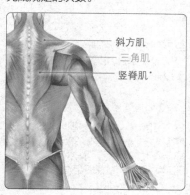

斜方肌
三角肌
竖脊肌*

呼吸

蹬腿、双臂后拉时
呼气，还原时吸气

肱二头肌

若出现肘关节疼痛，则
不建议进行此项训练

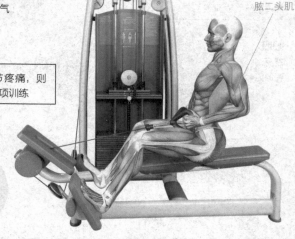

· 躯干保持直立

· 背部弯曲
· 上身前俯
· 双腿发力

起始

坐于划船机，躯干直立，双脚固定
于踏板，屈膝屈髋，双臂伸直，双
手握把手。

过程

躯干保持直立，下肢固定不动，双
臂紧贴于身体两侧，双手向后拉动
把手至腹前位置，稍作停顿。恢复
至起始姿势，完成规定次数。

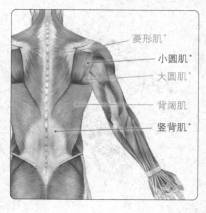

菱形肌*

小圆肌*

大圆肌*

背阔肌

竖背肌*

斜方肌

菱形肌*

三角肌后束

小圆肌*

大圆肌*

背阔肌

竖脊肌*

臀大肌

呼吸
双臂后拉时呼气，
还原时吸气

- 背部保持挺直
- 胸部紧贴支撑垫
- 双臂同时发力

- 背部弯曲
- 核心未收紧
- 双脚向上抬起

KEISER 划船

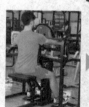

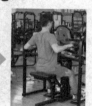

!

若出现肩关节疼痛，则
不建议进行此项训练

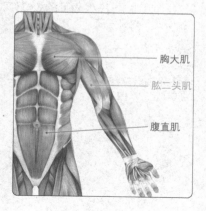

胸大肌

肱二头肌

腹直肌

起始

坐于 KEISER 双轴上背部训练机上，
调整座椅位。躯干直立，胸部贴于
前侧支撑垫，双手伸直，正握前侧
可调节阻力把手。

过程

保持身体稳定，躯干直立，双臂同
时对抗阻力向后拉手柄至胸部位置。
恢复至起始姿势，完成规定的次数。

杠铃划船

肱二头肌

腹直肌

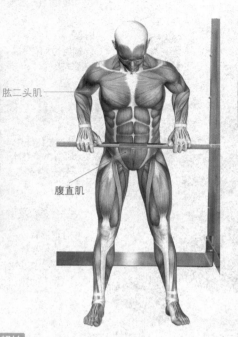

呼吸

手臂向上提拉时呼气，还原时吸气

若背部存在不适，则不建议进行此项训练

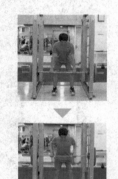

起始

身体直立，挺胸收腹，目视前方，双脚分开与肩同宽。保持背部挺直，上身前俯，双手紧握杠铃，双手距离与肩同宽，膝关节略微弯曲。

过程

保持上身稳定，双臂向核心提拉杠铃，至肘关节超过背部。恢复至起始姿势，完成规定的次数。

- 始终保持躯干挺直
- 向核心提拉

- 膝关节锁死
- 膝关节压力过大

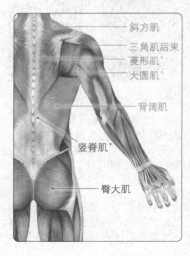

斜方肌
三角肌后束
菱形肌*
大圆肌*
背阔肌
竖脊肌*
臀大肌

呼吸

后拉时呼气，恢复
时吸气

> ⚠ 若出现肩关节疼痛，则
> 不建议进行此项训练

哑铃俯身划船

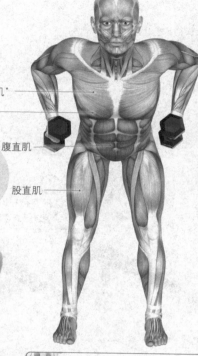

- 胸小肌*
- 胸大肌
- 腹直肌
- 股直肌

✓
- 保持背部挺直
- 保持核心收紧
- 手臂贴近身体

✗
- 后拉速度过快
- 双肩肌肉紧张

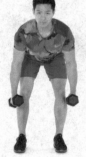 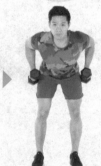

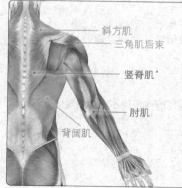

- 斜方肌
- 三角肌后束
- 竖脊肌*
- 肘肌
- 背阔肌

起始

由站姿开始，向前俯身，膝盖微屈。
双手握哑铃自然下垂于身体两侧，
掌心相对。

过程

保持身体姿势不变，双臂同时向后拉
哑铃至髋部两侧。恢复至起始姿势，
完成规定的次数。

壶铃交替后拉

呼吸
全程均匀呼吸

- 保持骨盆中立位

- 骨盆旋转

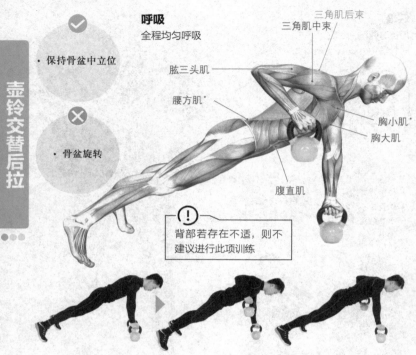

三角肌后束
三角肌中束
肱三头肌
腰方肌*
胸小肌*
胸大肌
腹直肌

! 背部若存在不适，则不
建议进行此项训练

起始

双手各持一个壶铃并紧握把手支撑
于地面，双臂伸直，垂直于地面，
双脚分开，脚尖撑地且身体保持平
板姿势。

过程

保持身体姿势不变，单臂向上弯曲至
肘关节超过背部，同时保持壶铃底部
朝下。手臂下放，恢复至起始姿势。
换另一侧手臂重复动作。双臂交替进
行，完成规定的次数。

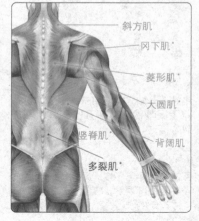

斜方肌
冈下肌*
菱形肌*
大圆肌*
竖脊肌*
背阔肌
多裂肌*

呼吸

全程均匀呼吸

壶铃俯身划船－单臂

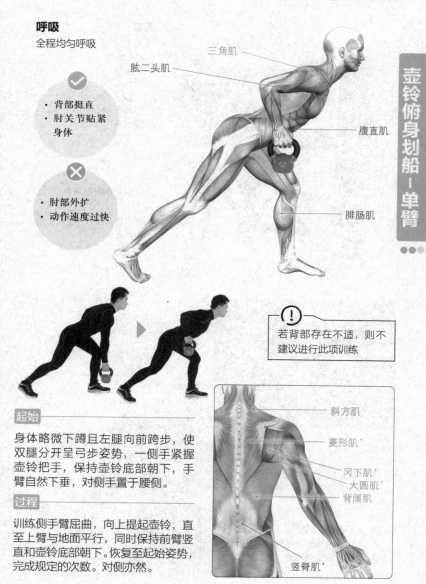

三角肌

肱二头肌

腹直肌

腓肠肌

- 背部挺直
- 肘关节贴紧身体

- 肘部外扩
- 动作速度过快

若背部存在不适，则不建议进行此项训练

斜方肌

菱形肌*

冈下肌*

大圆肌*

背阔肌

竖脊肌*

起始

身体略微下蹲且左腿向前跨步，使双腿分开呈弓步姿势，一侧手紧握壶铃把手，保持壶铃底部朝下，手臂自然下垂，对侧手置于腰侧。

过程

训练侧手臂屈曲，向上提起壶铃，直至上臂与地面平行，同时保持前臂竖直和壶铃底部朝下。恢复至起始姿势，完成规定的次数。对侧亦然。

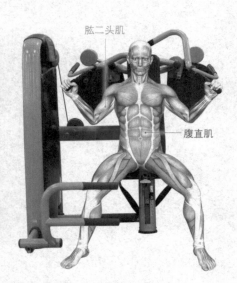

肱二头肌

腹直肌

器械下拉

呼吸
手臂下拉时呼气，
还原时吸气

（!）若肩部存在不适，则不
建议进行此项训练

✓
· 后背和臀部紧贴
座椅
· 手臂与躯干在同
一平面

✗
· 上身前俯
· 背部弯曲

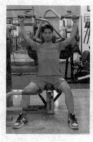 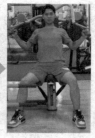

起始

坐在器械上，上身挺直，双脚撑地，
手握把手呈横把位，手腕直立。

过程

保持身体姿势，胸部前挺，双臂下拉
把手至双手与肩部齐平。恢复至起始
姿势，完成规定的次数。

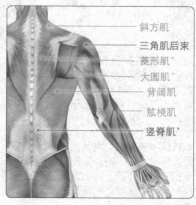

斜方肌
三角肌后束
菱形肌*
大圆肌*
背阔肌
肱桡肌
竖脊肌*

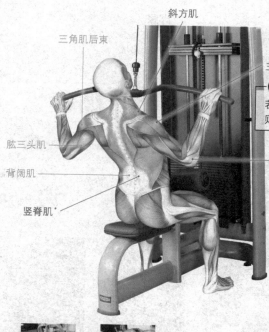

斜方肌

三角肌后束

三角肌中束

肱三头肌

肘肌

背阔肌

竖脊肌*

呼吸

双臂下拉时呼气,
还原时吸气

 若肩部或背部存在不适,
则不建议进行此项训练

- 躯干保持直立
- 双臂同时发力

- 背部弯曲
- 上身过度后仰

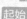

起始

坐于器械上,调整器械,双脚踏实,
背部挺直。双臂伸直,手握把手,
双手间距宽于肩。

过程

保持身体挺直,挺胸,肩胛骨下沉,
双臂屈肘下拉握把至手臂屈肘约90
度。恢复至起始姿势,完成规定的
次数。

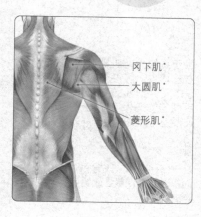

冈下肌*

大圆肌*

菱形肌*

拉力器下拉-窄握

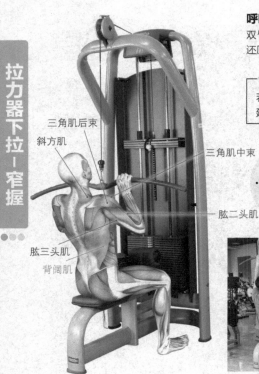

三角肌后束
斜方肌
三角肌中束
肱二头肌
肱三头肌
背阔肌

呼吸

双臂下拉时呼气，
还原时吸气

若肩部存在不适，则不
建议进行此项训练

· 躯干保持挺直

· 背部过于弯曲、
后仰

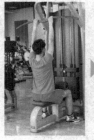

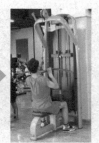

起始

坐于高拉力背肌训练器座椅上，调
整座椅位。膝关节屈曲，双脚支撑
于地面，大腿位于横垫下。躯干挺直，
手臂与躯干保持在同一平面，双手
正握拉力杆，间距与肩同宽。

过程

躯干保持挺直，双臂屈肘下拉杆子至
锁骨上方。恢复至起始姿势，完成规
定的次数。

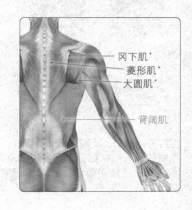

冈下肌*
菱形肌*
大圆肌*
背阔肌

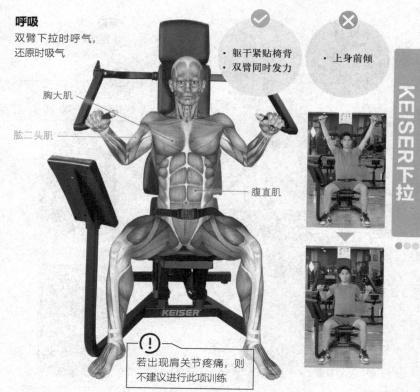

呼吸

双臂下拉时呼气，
还原时吸气

· 躯干紧贴椅背
· 双臂同时发力

· 上身前倾

胸大肌

肱二头肌

腹直肌

若出现肩关节疼痛，则
不建议进行此项训练

KEISER 下拉

起始

坐于 KEISER 高位下拉训练机上，
调整座椅位。膝关节屈曲，双脚支
撑于地面。躯干紧靠椅背，手臂伸
直正握阻力杆。

过程

躯干保持直立姿势，双臂同时对抗阻
力下拉杆子至手臂屈肘约 90 度，然
后继续下拉杆子至双手位于肩关节下
方位置。恢复至起始姿势，完成规定
的次数。

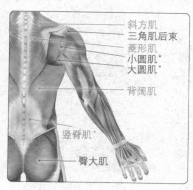

斜方肌
三角肌后束
菱形肌
小圆肌*
大圆肌*

背阔肌

竖脊肌*

臀大肌

绳索跪姿交叉下拉

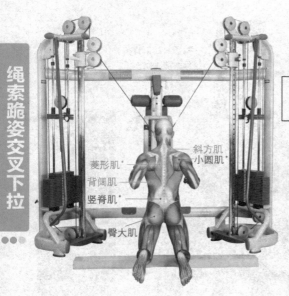

斜方肌
小圆肌*
菱形肌*
背阔肌
竖脊肌*
臀大肌

呼吸

手臂交叉下拉时呼气，还原时吸气

(!) 若出现肩关节疼痛，则不建议进行此项训练

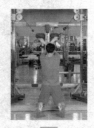

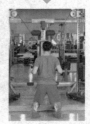

✓
· 髋和躯干保持直立
· 保持核心收紧

✗
· 背部弯曲
· 上身下俯
· 双腿移动位置

起始

跪于器械正方，膝、髋和躯干保持直立，双臂伸直且交叉于头顶前上方，双手握把手。

过程

保持身体稳定，躯干收紧且直立，双臂交叉下拉至身体两侧。恢复至起始姿势，完成规定的次数。

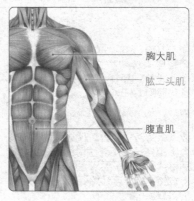

胸大肌
肱二头肌
腹直肌

呼吸

双臂下拉时呼气，
还原时吸气

若肩部存在不适，则不
建议进行此项训练

- 躯干保持挺直
- 下肢保持稳定
- 手臂伸直

- 腕关节弯曲
- 弯腰弓背

竖脊肌*

背阔肌

多裂肌*

臀大肌

股二头肌

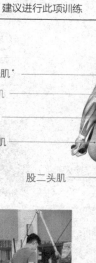

绳索俯身下拉

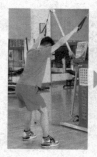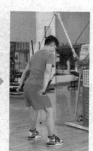

起始

面向器械站立，双脚与肩同宽，双
臂伸直，手握把手。双腿略微屈膝，
上身微向前俯。

过程

保持身体稳定，收缩背部肌肉，双臂
伸直下拉握把至髋部后侧。恢复至起
始姿势，完成规定的次数。

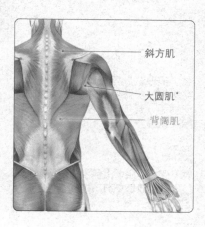

斜方肌

大圆肌*

背阔肌

绳索攀爬

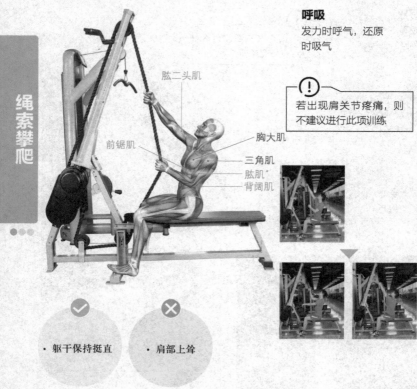

肱二头肌

前锯肌

胸大肌

三角肌
肱肌*
背阔肌

呼吸
发力时呼气，还原
时吸气

若出现肩关节疼痛，则
不建议进行此项训练

• 躯干保持挺直   • 肩部上耸

起始

坐于多模式绳索攀爬训练器上，调
整座椅位。膝关节屈曲，双脚支撑
于地面，躯干挺直，双手一上一下
握紧绳索。

过程

躯干保持挺直，上侧手臂对抗阻力下
拉绳索。双臂交替下拉绳索，完成规
定的时间。

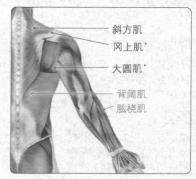

斜方肌
冈上肌*
大圆肌*
背阔肌
肱桡肌

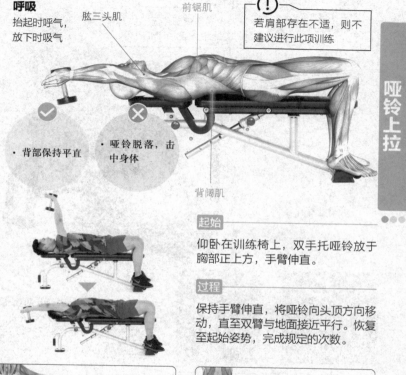

呼吸
抬起时呼气，
放下时吸气

肱三头肌

前锯肌

! 若肩部存在不适，则不建议进行此项训练

哑铃上拉

· 背部保持平直

· 哑铃脱落，击中身体

背阔肌

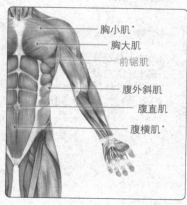

起始

仰卧在训练椅上，双手托哑铃放于胸部正上方，手臂伸直。

过程

保持手臂伸直，将哑铃向头顶方向移动，直至双臂与地面接近平行。恢复至起始姿势，完成规定的次数。

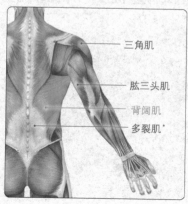

胸小肌*
胸大肌
前锯肌
腹外斜肌
腹直肌
腹横肌*

三角肌
肱三头肌
背阔肌
多裂肌*

呼吸
躯干伸展时呼气，
还原时吸气

若出现下背部疼痛，则
不建议进行此项训练

· 保持背部挺直
· 保持核心收紧

· 髋部抬起
· 背部弯曲

KEISER 坐姿挺身

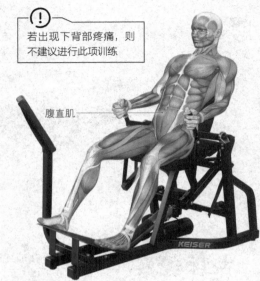

腹直肌

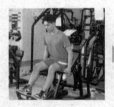

起始

坐于 KEISER 下背部训练机上，调整座椅位。膝关节屈曲，双脚支撑于踏板。背部紧贴后侧支撑垫，双手握紧两侧可调节阻力把手。

过程

保持上身挺直，背部收缩，躯干对抗阻力向后仰。保持核心收紧，身体后仰至最大限度。恢复至起始姿势，完成规定的次数。

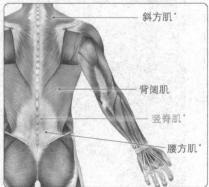

斜方肌*

背阔肌

竖脊肌*

腰方肌*

呼吸

全程均匀呼吸

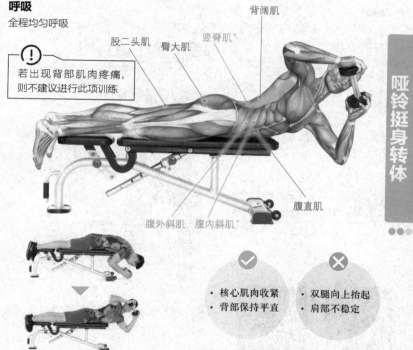

背阔肌

竖脊肌*

股二头肌

臀大肌

! 若出现背部肌肉疼痛，
则不建议进行此项训练

腹直肌

腹外斜肌 腹内斜肌*

哑铃挺身转体

- 核心肌肉收紧
- 背部保持平直

- 双腿向上抬起
- 肩部不稳定

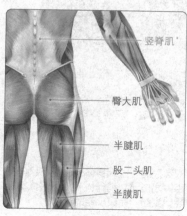

竖脊肌*

臀大肌

半腱肌

股二头肌

半膜肌

起始

俯卧于训练椅上，双脚固定在训练椅上，胸部以上悬空。双手握一只哑铃放在头部下方。

过程

背部向上抬起，使躯干尽量平行于地面。保持身体稳定，身体向一侧扭转。动作完成，恢复至起始姿势。背部再次向上抬起并保持平直。保持身体稳定，身体向另一侧扭转。恢复至起始姿势。两侧交替进行，完成规定的次数。

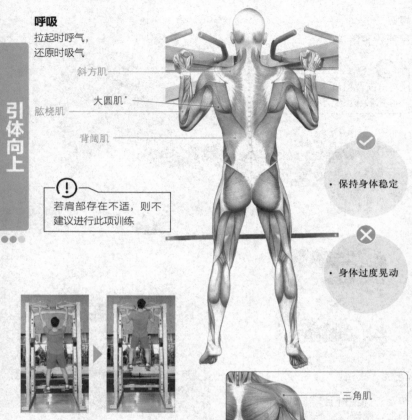

呼吸
拉起时呼气,
还原时吸气

斜方肌

大圆肌*

肱桡肌

背阔肌

引体向上

! 若肩部存在不适,则不建议进行此项训练

· 保持身体稳定

· 身体过度晃动

三角肌

肱二头肌
前锯肌
掌长肌

起始

站立在器械中间,双手上伸握住把手,双臂、双腿伸直,双腿悬空,身体悬挂。

过程

双臂屈肘,拉起身体向上至下颌与把手等高位置,稍作停顿。缓慢恢复至起始姿势,完成规定的次数。

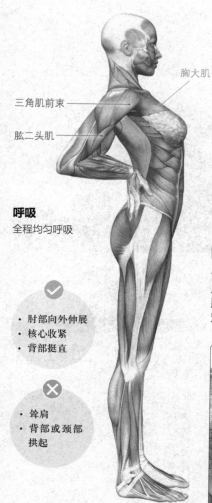

胸大肌

三角肌前束

肱二头肌

呼吸
全程均匀呼吸

- 肘部向外伸展
- 核心收紧
- 背部挺直

- 耸肩
- 背部或颈部拱起

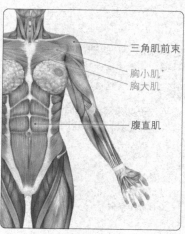

若肩部存在不适，则不建议进行此项训练

胸部拉伸

●●●

起始

身体呈站立姿势，挺胸收腹，双脚间距与肩同宽，目视前方。

过程

保持身体直立，双手扶于腰部后侧。肩关节向后展开，向前挺胸，感受胸部明显的牵拉感。保持动作至规定时间。

三角肌前束

胸小肌
胸大肌

腹直肌

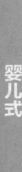

婴儿式

呼吸

全程均匀呼吸

竖脊肌*

背阔肌

斜方肌

若存在膝关节或背部不适，则不建议进行此项训练

臀大肌

股外侧肌

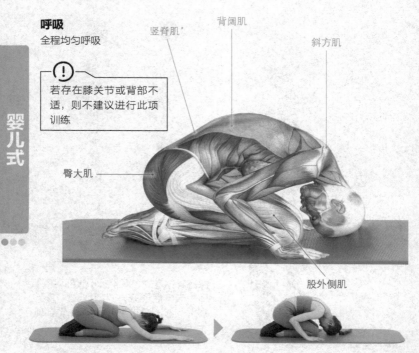

起始

身体呈跪姿，双臂向前伸展，前臂贴地。上身下俯，腹部紧贴大腿。

过程

双手收于身体两侧。前额触地，放松背部，保持姿势至规定时间。

✓
· 颈部放松
· 肩部下沉
· 脊柱充分伸展

✗
· 颈部过于紧张
· 拉伸速度过快

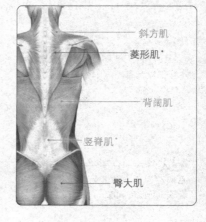

斜方肌

菱形肌*

背阔肌

竖脊肌*

臀大肌

呼吸

背部向上拱起时吸气，
向下屈曲时呼气

! 若存在背部或肩部不适，
则不建议进行此项训练

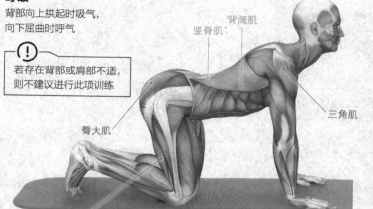

竖脊肌

背阔肌

臀大肌

三角肌

股二头肌

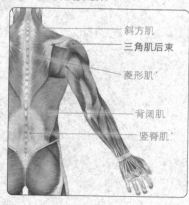

斜方肌

三角肌后束

菱形肌

背阔肌

竖脊肌

身体呈跪姿，双手与双膝撑于地面，背部尽可能保持平直。

过程

收紧腹部的同时含胸低头，使背部拱起，保持姿势约2秒。背部尽可能向下屈曲，保持姿势约2秒。背部交替向下拱起、向下屈曲，完成规定次数。

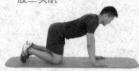

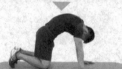

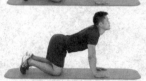

· 双手和膝盖向下用力

· 颈部和肩部紧绷
· 背部和肩部过度伸展

猫式伸展

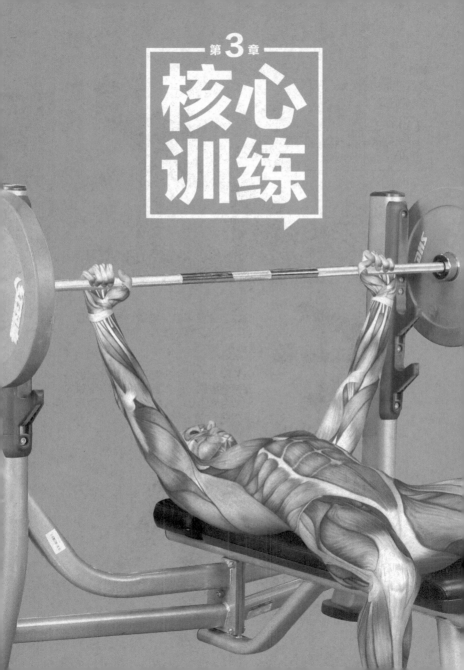

第 3 章

核心训练

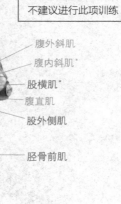

若出现髋关节疼痛，则
不建议进行此项训练

腹外斜肌

腹内斜肌*

股横肌*

腹直肌

股外侧肌

胫骨前肌

呼吸
躯干屈曲时呼气，
还原时吸气

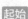起始

坐于整体腹肌训练器上，调整座椅
位。膝关节屈曲，双脚勾住支撑垫，
上方把手固定肩部，双手放于两侧
把手上。

过程

核心收紧，躯干屈曲至最大限度，
然后恢复至起始姿势，完成规定的
次数。

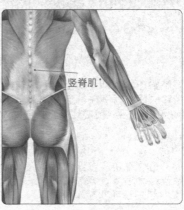

竖脊肌*

· 上身保持挺直
· 保持下肢固定，
  腹部发力

· 双臂发力
· 背部弯曲

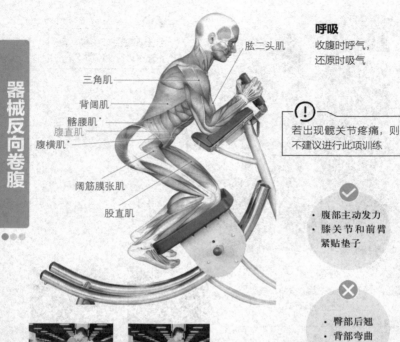

器械反向卷腹

肱二头肌

三角肌

背阔肌

髂腰肌*

腹直肌*

腹横肌*

阔筋膜张肌

股直肌

呼吸
收腹时呼气，
还原时吸气

(!) 若出现髋关节疼痛，则
不建议进行此项训练

✓
· 腹部主动发力
· 膝关节和前臂
  紧贴垫子

✕
· 臀部后翘
· 背部弯曲

起始

双膝跪于卷腹训练器上，尽可能保持膝、髋、躯干在一条直线上。双手握上方把手，前臂支撑于垫子上。

过程

保持身体稳定，腹部收缩，屈髋屈膝至最大限度。缓慢恢复至起始姿势，完成规定的次数。

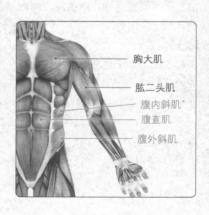

胸大肌

肱二头肌

腹内斜肌*

腹直肌

腹外斜肌

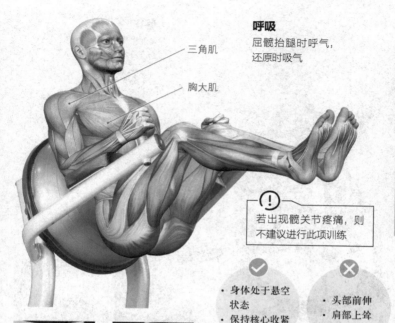

三角肌

胸大肌

呼吸
屈髋抬腿时呼气，
还原时吸气

器械提腿

! 若出现髋关节疼痛，则
不建议进行此项训练

✓
· 身体处于悬空
  状态
· 保持核心收紧

✗
· 头部前伸
· 肩部上耸

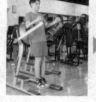 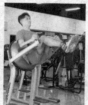

起始

躯干紧贴靠背，前臂支撑于垫子上，
身体悬空。

过程

保持身体稳定，核心收紧，屈髋抬腿。
双腿向上抬起至最大限度。恢复至
起始姿势，完成规定的次数。

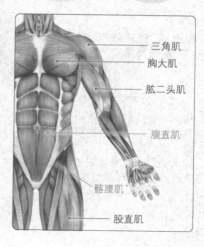

三角肌
胸大肌
肱二头肌
腹直肌
髂腰肌
股直肌

KEISER 卷腹

呼吸
收腹时呼气，
还原时吸气

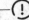
若出现髋关节疼痛，则
不建议进行此项训练

———— 腹直肌

· 上身挺直
· 腹部主动发力   · 双腿发力上抬
· 胸部紧贴垫子

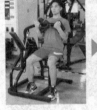 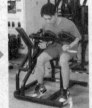

起始

坐于 KEISER 卷腹机上，调整座椅
位，膝关节屈曲，双脚脚尖支撑于
地面。

过程

胸部紧贴前侧支撑垫，双手握紧前
方两侧可调节阻力把手，上身向前
俯。核心收紧，躯干对抗阻力尽可
能向前屈曲至最大限度。恢复至起
始姿势，完成规定的次数。

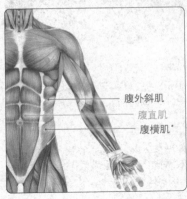

———— 腹外斜肌
———— 腹直肌
———— 腹横肌*

呼吸

躯干屈曲时呼气，
还原时吸气

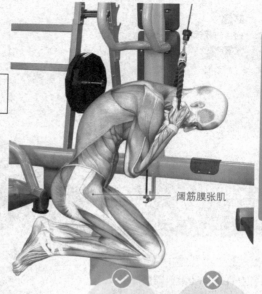

若出现髋关节疼痛，则
不建议进行此项训练

绳索跪姿卷腹

阔筋膜张肌

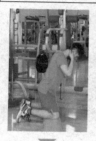

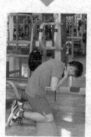

✓
· 腹部主动发力
· 保持核心收紧

✗
· 头部代偿
· 动作速度过快

起始

跪于绳索训练器上，膝、髋和躯干
尽可能在一条直线上，双手握把手，
放于下颌处。

过程

保持下背部挺直，腹部收缩，屈曲
躯干，上身下俯。屈曲躯干至最大
限度后，恢复至起始姿势，完成规
定的次数。

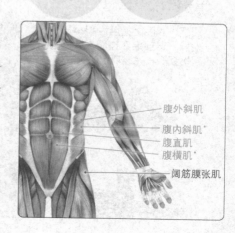

腹外斜肌
腹内斜肌*
腹直肌
腹横肌*
阔筋膜张肌

63

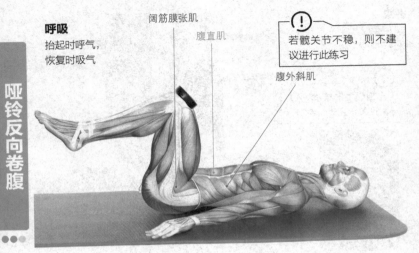

哑铃反向卷腹

呼吸
抬起时呼气，
恢复时吸气

阔筋膜张肌

腹直肌

腹外斜肌

若髋关节不稳，则不建议进行此练习

起始

仰卧在瑜伽垫上，双腿屈膝，膝关节间夹一只哑铃。双臂打开放在身体两侧，双脚放在瑜伽垫上。

✓ · 利用腹肌带动下肢
· 双臂平放于地面

✗ · 下背部或颈部从地面抬起
· 凭借冲力完成动作

过程

屈髋，双腿上抬至大腿垂直于地面，臀部抬离垫面。恢复至起始姿势，完成规定的次数。

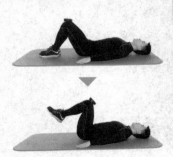

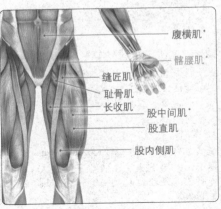

腹横肌*

髂腰肌*

缝匠肌

耻骨肌

长收肌

股中间肌*

股直肌

股内侧肌

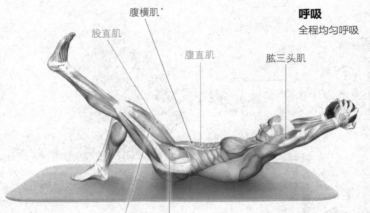

腹横肌*

股直肌

腹直肌

肱三头肌

呼吸
全程均匀呼吸

哑铃单腿两头起

股外侧肌　阔筋膜张肌

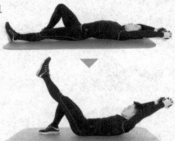

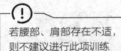

起始

仰卧在瑜伽垫上，双手握哑铃置于头顶，手臂伸直放在地面上。一侧下肢屈髋、屈膝支撑身体。

过程

向上卷腹，抬起对侧腿，与身体呈V字形。缓慢恢复至起始姿势，完成规定的次数。对侧亦然。

若腰部、肩部存在不适，则不建议进行此项训练

· 核心收紧
· 双臂伸直

· 肩部上耸
· 背部拱起

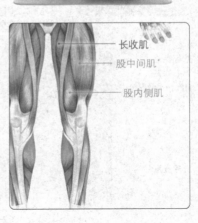

长收肌

股中间肌*

股内侧肌

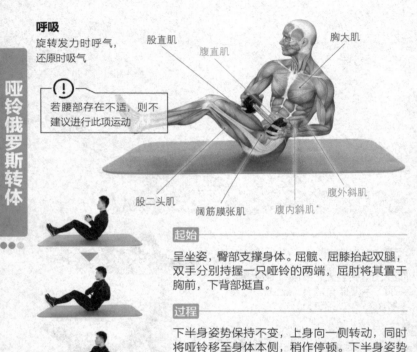

呼吸
旋转发力时呼气，
还原时吸气

股直肌

胸大肌

腹直肌

! 若腰部存在不适，则不建议进行此项运动

股二头肌　　　阔筋膜张肌　　腹内斜肌*　　腹外斜肌

哑铃俄罗斯转体

起始

呈坐姿，臀部支撑身体。屈髋、屈膝抬起双腿，双手分别持握一只哑铃的两端，屈肘将其置于胸前，下背部挺直。

过程

下半身姿势保持不变，上身向一侧转动，同时将哑铃移至身体本侧，稍作停顿。下半身姿势保持不变，上身向对侧扭转，同时将哑铃移至身体对侧，稍作停顿。两侧交替进行，完成规定的次数。

✓
· 背部挺直
· 核心收紧
· 肩部和手臂固定

✗
· 上身过度后仰

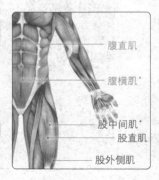

腹直肌

腹横肌*

股中间肌*

股直肌

股外侧肌

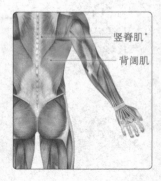

竖脊肌*

背阔肌

呼吸
发力时呼气，
还原时吸气

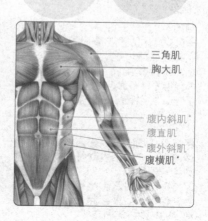

肱三头肌
胸大肌
腹内斜肌*
腹直肌
腹外斜肌
股外侧肌

KEISER 半跪姿上提

(!) 若出现肩关节疼痛，则
不建议进行此项训练

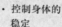
· 控制身体的
稳定

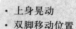
· 上身晃动
· 双脚移动位置

起始

侧向半跪于 KEISER 三角机前，躯
干直立，外侧腿支撑于地面，且屈膝
屈髋约 90 度，内侧腿膝盖支撑于垫
上，屈膝约 90 度。内侧手臂伸直，
握斜下方杆子靠近绳索的一端，外侧
手臂屈肘握杆子末端于胸前。

过程

躯干直立，外侧手臂伸直，斜向上
拉动杆子，同时内侧手臂沿着拉动
方向屈肘于胸前。外侧手臂屈肘，
内侧手向前推杆至手臂伸直。恢复
至起始姿势，完成规定的次数。对
侧亦然。

三角肌
胸大肌

腹内斜肌*
腹直肌
腹外斜肌
腹横肌*

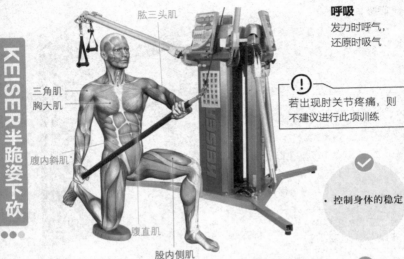

KEISER 半跪姿下砍

肱三头肌

三角肌
胸大肌

腹内斜肌*

腹直肌

股内侧肌

呼吸
发力时呼气，
还原时吸气

(!) 若出现肘关节疼痛，则不建议进行此项训练

✓
· 控制身体的稳定

✕
· 身体晃动
· 双脚移动位置

起始

侧向半跪于 KEISER 三角机前，躯干直立，内侧腿支撑于地面，且屈膝屈髋约 90 度，外侧腿膝盖支撑于垫上，屈膝约 90 度。内侧手臂伸直，握斜上方杆子靠近绳索的一端，外侧手臂屈肘握杆子末端于胸前。

过程

保持身体稳定、躯干直立，外侧手臂伸直，斜向下拉动杆子，同时内侧手臂沿着拉动方向屈肘。外侧手保持不动，内侧手水平方向推杆至手臂伸直。恢复至起始姿势，完成规定的次数。对侧亦然。

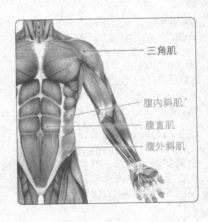

三角肌

腹内斜肌*

腹直肌

腹外斜肌

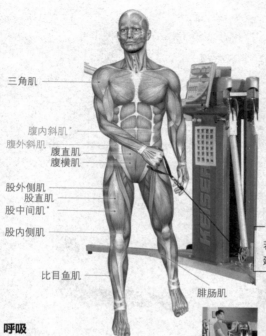

三角肌

腹内斜肌*
腹外斜肌
腹直肌
腹横肌
股外侧肌
股直肌
股中间肌*
股内侧肌

比目鱼肌

腓肠肌

· 躯干挺直
· 核心收紧

· 腿部发力过猛
· 肩部上耸

（!）若出现腰部疼痛，则不建议进行此项训练

KEISER 旋转上拉

呼吸

蹬腿旋转发力时呼气，还原时吸气

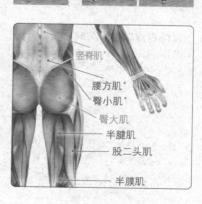

竖脊肌*

腰方肌
臀小肌*
臀大肌
半腱肌
股二头肌
半膜肌

起始

侧向站于 KEISER 三角机前，双脚支撑于地面，外侧手持把手。

过程

躯干挺直向内旋转至外侧手于内侧腿前方。躯干挺直，蹬腿的同时躯干对抗外侧手臂的阻力向外旋转，直至身体直立。完成规定的次数。对侧亦然。

呼吸
全程均匀呼吸

腹部拉伸

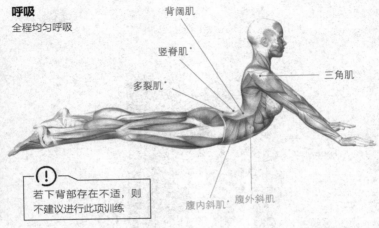

背阔肌

竖脊肌*

三角肌

多裂肌*

腹内斜肌* 腹外斜肌

! 若下背部存在不适，则不建议进行此项训练

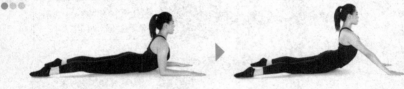

起始

身体呈俯卧姿势，胸部靠近地面，双臂屈肘放于胸部两侧，双臂撑于地面。

过程

双臂伸直推起，使胸部和肋骨最大限度地向上抬起，感受腹部的牵拉感。保持姿势至规定时间。

- 肩部放松下压
- 臀部发力，身体与地面产生压力

- 伸展幅度过大
- 头部过度后仰

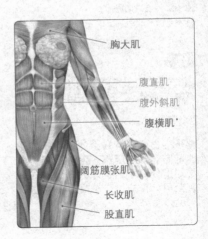

胸大肌

腹直肌

腹外斜肌

腹横肌*

阔筋膜张肌

长收肌

股直肌

呼吸
全程均匀呼吸

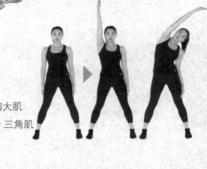

侧向伸展

前锯肌

胸大肌
三角肌

腹外斜肌
腹内斜肌*

腹直肌

腹横肌*

起始

身体呈站立姿势，双脚间距略比肩宽，双手自然垂落于身体两侧。

过程

一侧手臂伸直向上举过头顶，对侧手扶住大腿。上举手臂向身体对侧倾斜，上半身随之倾斜至目标肌肉有中等程度的牵拉感。保持姿势至规定时间。对侧亦然。

⚠ 若背部存在不适，则不建议进行此项训练

 · 尽量拉伸背部和侧腹

 · 身体前后倾斜

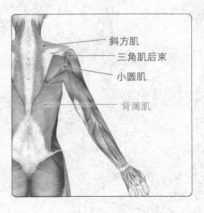

斜方肌
三角肌后束
小圆肌
背阔肌

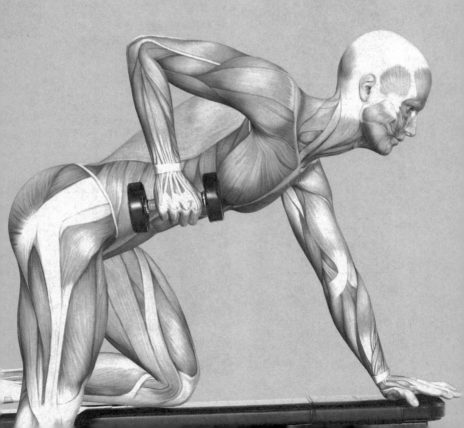

杠铃深蹲

- 身体向下深蹲至大腿与地面平行

- 膝盖过度前伸，超过脚尖

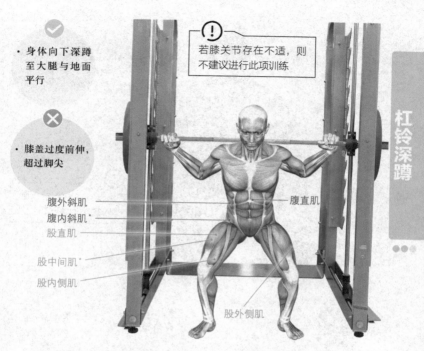

若膝关节存在不适，则不建议进行此项训练

腹外斜肌

腹内斜肌*

股直肌

股中间肌*

股内侧肌

腹直肌

股外侧肌

起始

双脚开立，略比肩宽，杠铃落于肩胛骨处，双手紧握杠铃，掌心向前。

过程

核心收紧，臀部后坐，下蹲至大腿与地面平行，稍作停顿。恢复至起始姿势，完成规定的次数。

呼吸
全程均匀呼吸

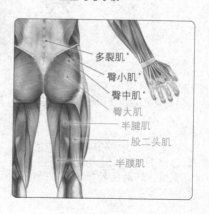

多裂肌*

臀小肌*

臀中肌*

臀大肌

半腱肌

股二头肌

半膜肌

哑铃深蹲

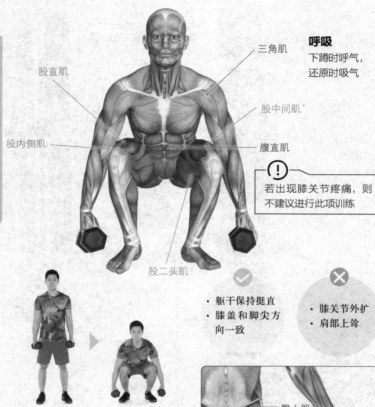

三角肌

股直肌

呼吸
下蹲时呼气，
还原时吸气

股中间肌*

股内侧肌

腹直肌

! 若出现膝关节疼痛，则
不建议进行此项训练

股二头肌

· 躯干保持挺直
· 膝盖和脚尖方
向一致

· 膝关节外扩
· 肩部上耸

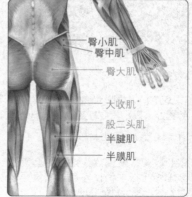

臀小肌*
臀中肌*
臀大肌

大收肌*
股二头肌
半腱肌
半膜肌

起始

身体呈基本站姿，双脚分开与肩同宽，
双手握哑铃自然下垂于身体两侧。

过程

保持上身挺直，双腿屈膝下蹲。双
腿屈膝下蹲至大腿与地面平行。动
作完成，恢复至起始姿势，完成规
定的次数。

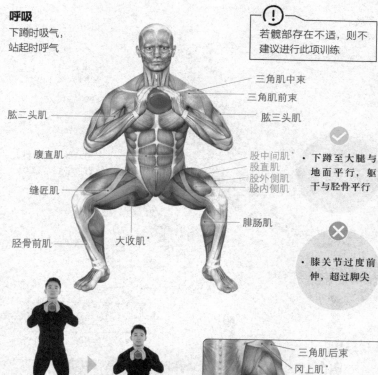

呼吸

下蹲时吸气，
站起时呼气

若髋部存在不适，则不
建议进行此项训练

三角肌中束

三角肌前束

肱二头肌

肱三头肌

腹直肌

股中间肌

股直肌

股外侧肌

股内侧肌

缝匠肌

腓肠肌

胫骨前肌

大收肌*

✓ 下蹲至大腿与
地面平行，躯
干与胫骨平行

✗ 膝关节过度前
伸，超过脚尖

壶铃深蹲

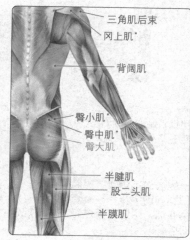

三角肌后束

冈上肌*

背阔肌

臀小肌*

臀中肌*

臀大肌

半腱肌

股二头肌

半膜肌

起始

双手握壶铃置于胸前，铃底朝前。
呈基本站姿，双脚略比肩宽。

过程

双腿屈膝，保持背部挺直，向下深蹲。
恢复至起始姿势，完成规定的次数。

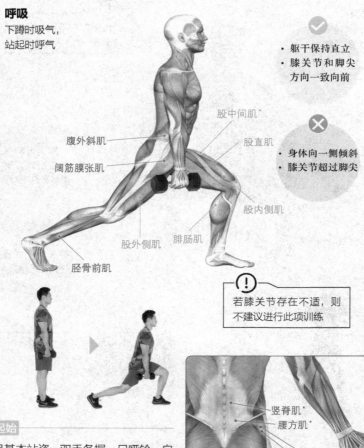

呼吸

下蹲时吸气，
站起时呼气

- 躯干保持直立
- 膝关节和脚尖
  方向一致向前

- 身体向一侧倾斜
- 膝关节超过脚尖

股中间肌*

股直肌

腹外斜肌

阔筋膜张肌

股内侧肌

股外侧肌　腓肠肌

胫骨前肌

! 若膝关节存在不适，则
不建议进行此项训练

哑铃弓步蹲

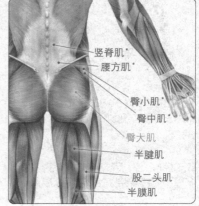

竖脊肌*
腰方肌*
臀小肌*
臀中肌*
臀大肌
半腱肌
股二头肌
半膜肌

起始

呈基本站姿，双手各握一只哑铃，自
然下垂于身体两侧。

过程

一侧脚向前迈步，屈膝呈弓步。后
侧腿向前迈步，恢复直立姿势。对
侧亦然。两侧交替进行，完成规定
的次数。

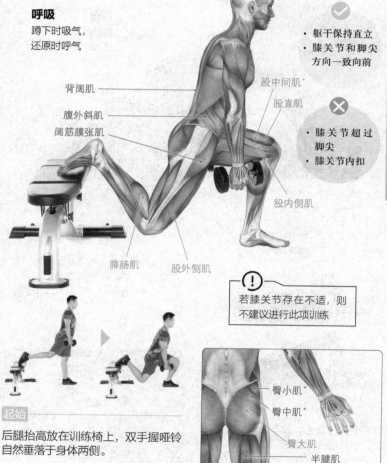

呼吸

蹲下时吸气，
还原时呼气

背阔肌

腹外斜肌

阔筋膜张肌

腓肠肌

股外侧肌

股中间肌*

股直肌

股内侧肌

✓
· 躯干保持直立
· 膝关节和脚尖
  方向一致向前

✗
· 膝关节超过
  脚尖
· 膝关节内扣

哑铃后腿抬高弓步蹲

● ● ●

! 若膝关节存在不适，则
不建议进行此项训练

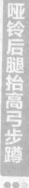

臀小肌*

臀中肌*

臀大肌

半腱肌

股二头肌

半膜肌

起始

后腿抬高放在训练椅上，双手握哑铃
自然垂落于身体两侧。

过程

保持身体稳定，前腿屈膝下蹲。恢
复至起始姿势，完成规定的次数。
对侧亦然。

哑铃臀桥

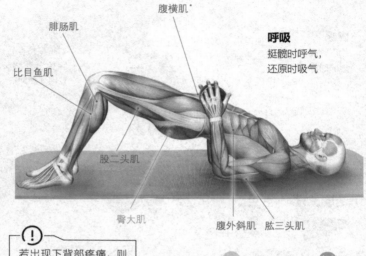

腹横肌*

腓肠肌

比目鱼肌

股二头肌

臀大肌

腹外斜肌　肱三头肌

呼吸
挺髋时呼气，
还原时吸气

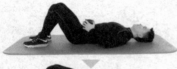

若出现下背部疼痛，则
不建议进行此项训练

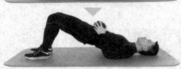

✓ ·髋部伸展时
膝、髋和肩在
一条直线上

✗ ·背部弯曲，髋
部下沉
·颈部压力过大

起始

仰卧在瑜伽垫上，双手握哑铃放在身
上，双膝弯曲，双脚放在垫上。

过程

向上顶髋，使躯干和大腿在一条直
线上，保持动作。恢复至起始姿势，
完成规定的次数。

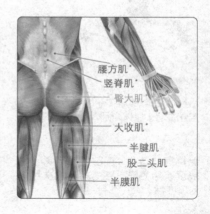

腰方肌*

竖脊肌*

臀大肌*

大收肌*

半腱肌

股二头肌

半膜肌

呼吸
全程均匀呼吸

✓
· 保持核心收紧
· 背部挺直
· 臀部肌肉收紧

✗
· 膝关节弯曲
· 髋部下塌
· 颈部压力过大

! 若出现颈部疼痛，则不建议进行此项训练

悬吊臀桥

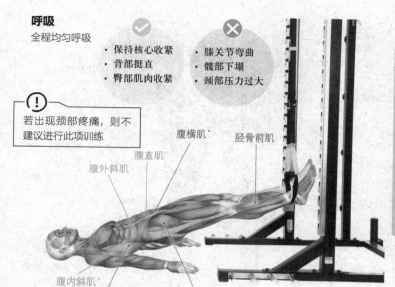

腹横肌*
胫骨前肌
腹直肌
腹外斜肌
腹内斜肌*
背阔肌
阔筋膜张肌

起始

仰卧位，双腿伸直，双脚放在悬挂训练器把手上，双臂放在身体两侧。

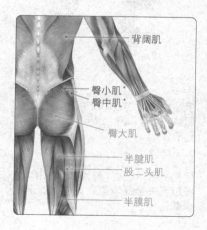

背阔肌
臀小肌*
臀中肌*
臀大肌
半腱肌
股二头肌
半膜肌

过程

保持臀部收紧，向上顶髋，双腿膝关节伸直，保持姿势。恢复至起始姿势，完成规定的次数。

哑铃硬拉

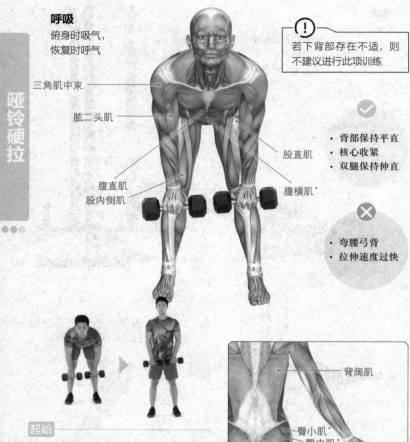

呼吸
俯身时吸气，
恢复时呼气

三角肌中束

肱二头肌

股直肌

腹直肌
股内侧肌

腹横肌*

⚠ 若下背部存在不适，则不建议进行此项训练

✓
· 背部保持平直
· 核心收紧
· 双腿保持伸直

✗
· 弯腰弓背
· 拉伸速度过快

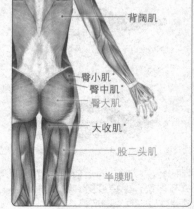

背阔肌

臀小肌*
臀中肌*
臀大肌

大收肌*

股二头肌

半膜肌

起始

呈站立姿势，双脚与肩同宽。屈髋、屈膝，上身前俯，双手持哑铃置于小腿前方。

过程

保持背部挺直，臀部发力，向上提拉哑铃至身体直立。完成规定的次数。

80

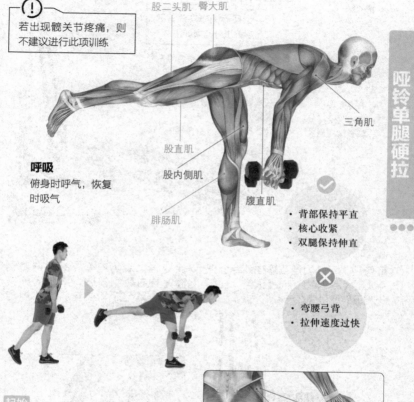

哑铃单腿硬拉

若出现髋关节疼痛，则不建议进行此项训练

股二头肌　臀大肌

三角肌

呼吸
俯身时呼气，恢复时吸气

股直肌

股内侧肌

腹直肌

腓肠肌

· 背部保持平直
· 核心收紧
· 双腿保持伸直

· 弯腰弓背
· 拉伸速度过快

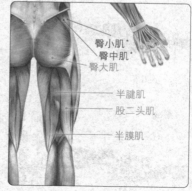

臀小肌
臀中肌
臀大肌

半腱肌

股二头肌

半膜肌

起始

双手握哑铃，双臂自然下垂于身体两侧，单脚站立。

过程

保持身体稳定，背部挺直，向下俯身。保持支撑腿微屈，上身前俯尽可能平行于地面，稍作停顿。恢复至起始姿势，完成规定的次数。对侧亦然。

悬吊髋外展

呼吸
全程均匀呼吸

!　若出现髋关节疼痛，则不建议进行此项训练

- 双腿伸直
- 核心收紧
- 双脚保持稳定

- 双腿膝关节弯曲
- 身体晃动

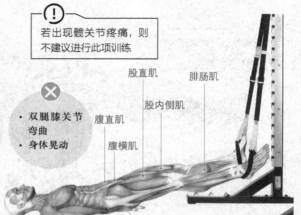

股直肌
腓肠肌
股内侧肌
腹直肌
腹横肌
臀大肌

起始

仰卧位，双脚固定在悬挂训练器把手上，双膝伸直。向上顶髋，使躯干和下肢尽可能在一条直线上。

过程

保持身体姿势不变，双腿伸直，髋关节向两侧外展，双腿向外打开。恢复至起始姿势，完成规定的次数。

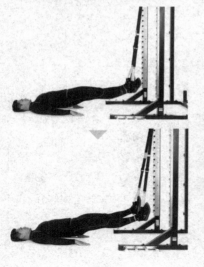

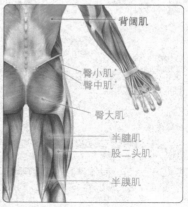

背阔肌
臀小肌
臀中肌
臀大肌
半腱肌
股二头肌
半膜肌

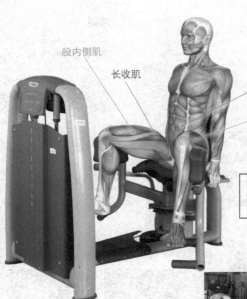

股内侧肌

长收肌

呼吸
髋关节外展时呼气，还原时吸气

腹直肌

股外侧肌

器械髋外展

! 若出现髋关节疼痛，则不建议进行此项训练

起始

坐于大腿外侧肌训练器上，调整座椅位。脚放于合适高度的踏板上，膝关节屈曲约90度，且膝外侧紧贴支撑垫。

过程

躯干紧靠椅背，双手放于两侧把手上。髋关节外展，膝外侧对抗支撑垫。双腿外展至最大限度，稍作停顿。恢复至起始姿势，完成规定的次数。

· 后背和臀部紧贴座椅

· 上身前倾，背部弯曲
· 膝关节压力过大

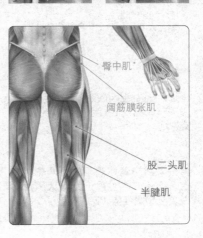

臀中肌*

阔筋膜张肌

股二头肌

半腱肌

器械髋内收

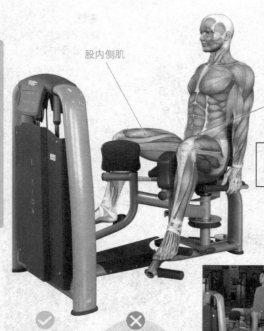

股内侧肌

呼吸
髋关节内收时呼气，还原时吸气

腹直肌

(!) 若出现髋关节疼痛，则不建议进行此项训练

· 后背和臀部紧贴座椅

· 上身弯曲
· 前倾速度过快

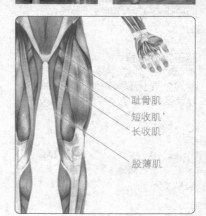

耻骨肌
短收肌
长收肌

股薄肌

起始

坐于大腿内侧肌训练器上，调整座位。膝关节屈曲约 90 度，且膝内侧顶住支撑垫。

过程

躯干紧靠椅背，双手放于两侧把手上，双腿向内侧靠近至最大限度。恢复至起始姿势，完成规定的次数。

呼吸

髋关节外展时呼气，还原时吸气

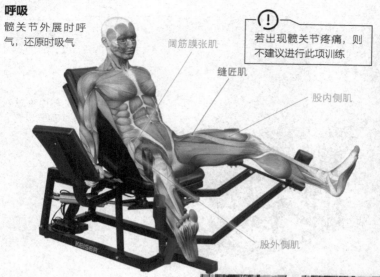

阔筋膜张肌

缝匠肌

股内侧肌

股外侧肌

若出现髋关节疼痛，则不建议进行此项训练

· 后背和臀部紧贴靠垫

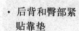

· 上身前倾，背部弯曲
· 膝关节压力过大

起始

坐于 KEISER 髋外展机上，调整座椅位。双腿放于支撑垫上，躯干紧靠椅背，双手放于两侧可调节阻力把手上。

过程

保持身体姿势不变，髋关节外展，膝外侧对抗支撑垫向两侧打开。双腿外展至最大限度。缓慢恢复至起始姿势，完成规定的次数。

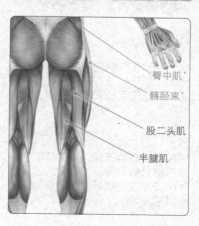

臀中肌

髂胫束

股二头肌

半腱肌

KEISER 髋内收

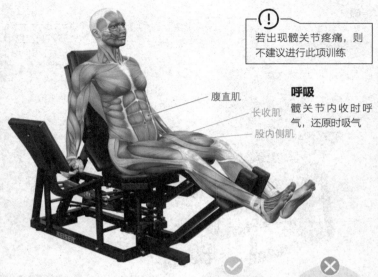

!
若出现髋关节疼痛，则不建议进行此项训练

呼吸
髋关节内收时呼气，还原时吸气

腹直肌
长收肌
股内侧肌

✓
· 后背和臀部紧贴座椅

✗
· 背部弯曲，上身前倾
· 膝关节压力过大

起始

坐于 KEISER 髋内收机上，调整座椅位。双腿放于支撑垫上，躯干紧靠椅背，双手放于两侧可调节阻力把手上。

过程

保持身体姿势不变，髋关节内收，膝内侧对抗支撑垫，双腿内收至身体中线位置。恢复至起始姿势，完成规定的次数。

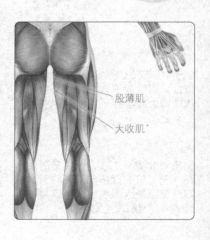

股薄肌
大收肌*

呼吸

髋外展时呼气，
还原时吸气

· 上身保持挺直
· 核心收紧
· 控制骨盆位置

· 骨盆过度
· 侧向倾斜
· 支撑腿移动

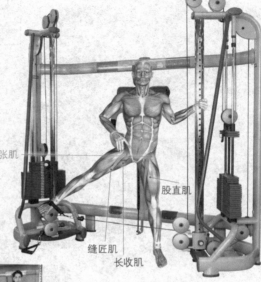

阔筋膜张肌

股直肌

缝匠肌

长收肌

绳索髋外展

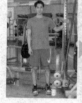 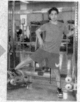

若出现髋关节疼痛，则
不建议进行此项训练

起始

侧向站于器械前，身体保持直
立位。外侧腿踝关节处固定
阻力绳。

过程

外侧手扶腰，内侧手扶住器械，
内侧腿支撑，保持身体稳定。
外侧腿对抗阻力外展至最大限
度，保持身体稳定。恢复至起
始姿势，完成规定的次数。对
侧亦然。

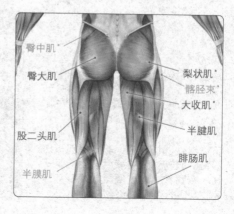

臀中肌*

臀大肌

股二头肌

半膜肌

梨状肌*

髂胫束

大收肌*

半腱肌

腓肠肌

器械伸髋

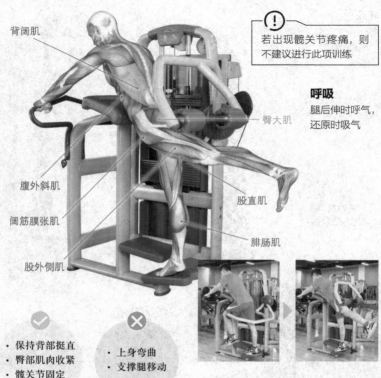

背阔肌

腹外斜肌

阔筋膜张肌

股外侧肌

臀大肌

股直肌

腓肠肌

!

若出现髋关节疼痛，则
不建议进行此项训练

呼吸
腿后伸时呼气，
还原时吸气

· 保持背部挺直
· 臀部肌肉收紧
· 髋关节固定

· 上身弯曲
· 支撑腿移动

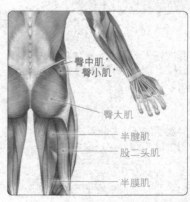

臀中肌
臀小肌

臀大肌

半腱肌

股二头肌

半膜肌

起始

站于站式臀肌训练器上，一侧腿支
撑于踏板，另一侧腿的大腿膝关节
后侧紧贴横垫，双手握住前方把手。

过程

身体其他部位固定，非支撑腿下压
器械。非支撑腿继续后展至与躯干
在一条直线上。恢复至起始姿势，
完成规定的次数。对侧亦然。

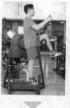

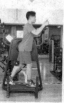

KEISER 伸髋

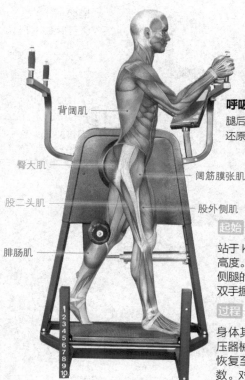

背阔肌

臀大肌

股二头肌

腓肠肌

阔筋膜张肌

股外侧肌

呼吸

腿后伸时呼气，
还原时吸气

起始

站于 KEISER 伸髋训练机上，调整高度。一侧腿支撑于踏板上，另一侧腿的大腿膝关节后侧紧贴横垫，双手握住前方可调节阻力把手。

过程

身体其他部位固定，非支撑腿下压器械，尽可能下压至最大限度。恢复至起始姿势，完成规定的次数。对侧亦然。

若出现膝关节疼痛，则不建议进行此项训练

· 支撑腿伸直
· 髋关节保持固定

· 背部弯曲
· 上身前倾

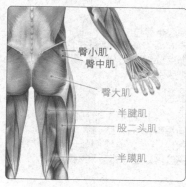

臀小肌
臀中肌
臀大肌
半腱肌
股二头肌
半膜肌

绳索伸髋

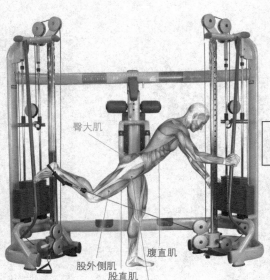

呼吸

大腿后伸时呼气，
还原时吸气

! 若出现髋关节疼痛，则
不建议进行此项训练

臀大肌

腹直肌

股外侧肌
股直肌
阔筋膜张肌

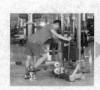

· 背部保持挺直
· 支撑腿保持稳
定

· 背部弯曲
· 支撑腿移动位
置

起始

单腿半蹲位支撑于地面，躯干挺直且
略向前俯身，双手扶于器械。另一侧
腿屈膝屈髋约90度，阻力绳固定于
脚后跟处。

过程

身体保持稳定，非支撑腿伸膝伸髋
向后伸展至大腿与躯干尽可能在一
条直线上。稍作停顿，重复动作，
完成规定的次数。对侧亦然。

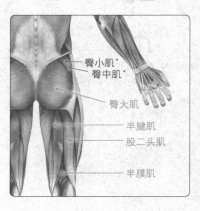

臀小肌
臀中肌

臀大肌

半腱肌

股二头肌

半膜肌

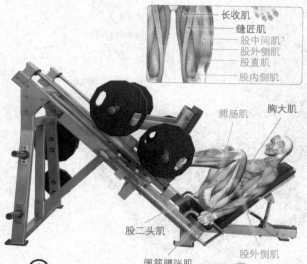

长收肌
缝匠肌
股中间肌
股外侧肌
股直肌
股内侧肌

腓肠肌

胸大肌

呼吸
蹬腿时呼气，
还原时吸气

股二头肌

阔筋膜张肌

股外侧肌

⚠ 若出现膝关节疼痛，则不建议进行此项训练

✓
・膝关节和脚尖方向一致向上

✗
・膝关节外展
・膝关节压力过大

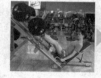

臀大肌

大收肌*

半腱肌

股二头肌

半膜肌

腓肠肌

比目鱼肌

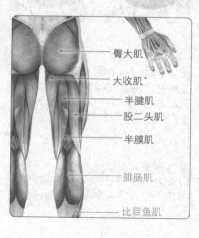

起始

坐于倒蹬机上，后背紧贴靠垫，双手抓握两侧制动杆。

过程

打开制动杆，屈膝屈髋，杠铃向下。屈髋屈膝至最大限度，直至小腿尽可能与地面平行。恢复至起始姿势，完成规定的次数。

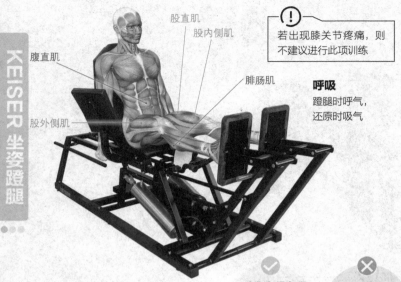

股直肌
股内侧肌
腹直肌
腓肠肌
股外侧肌

KEISER 坐姿蹬腿

若出现膝关节疼痛，则不建议进行此项训练

呼吸
蹬腿时呼气，还原时吸气

· 后背和臀部紧贴座椅
· 膝盖和脚尖方向一致

· 膝关节外展
· 背部弯曲、前倾

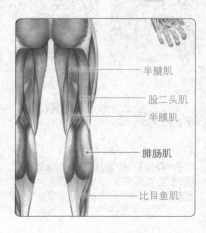

半腱肌
股二头肌
半膜肌
腓肠肌
比目鱼肌

起始

坐于 KEISER 腿部推蹬机上，调整座椅位。双腿屈膝约 90 度，且均踩在蹬踏板上。后背紧贴靠椅，双手握两侧可调节阻力把手。

过程

身体挺直，保持核心收紧，双腿同时发力快速向前蹬伸至双腿伸直，稍作停顿，恢复至起始姿势，完成规定的次数。

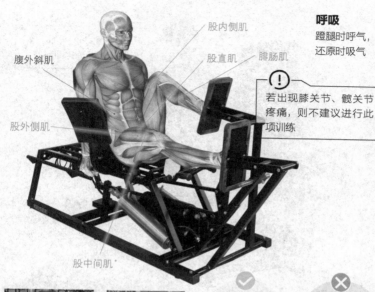

股内侧肌

腹外斜肌

股直肌　腓肠肌

股外侧肌

股中间肌

呼吸
蹬腿时呼气，
还原时吸气

KEISER 坐姿交替蹬腿

若出现膝关节、髋关节疼痛，则不建议进行此项训练

· 推蹬时膝盖和脚尖方向一致
· 后背和臀部紧贴座椅

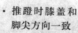
· 背部弯曲、前俯
· 膝关节锁死

起始

坐于 KEISER 腿部推蹬机上，调整座椅位。双腿屈膝约 90 度，且均踩在蹬踏板上。后背紧贴靠椅，双手握两侧可调节阻力把手。

过程

保持身体姿势不变，一侧腿伸髋伸膝向前推蹬至腿伸直。身体收紧，屈膝腿快速向前蹬伸，同时另一侧腿快速屈膝约 90 度，反复交替进行。完成规定的次数。

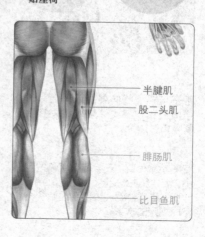

半腱肌

股二头肌

腓肠肌

比目鱼肌

器械坐姿伸膝

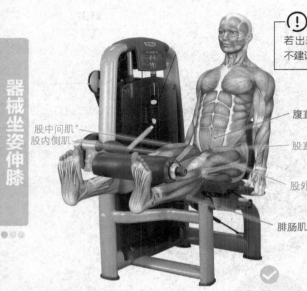

若出现膝关节疼痛，则不建议进行此项训练

股中间肌*
股内侧肌

腹直肌

股直肌

股外侧肌

呼吸
膝关节伸展时呼气，还原时吸气

腓肠肌

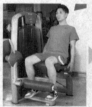 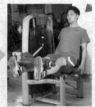

 · 后背和臀部紧贴座椅
· 大腿发力

· 背部弯曲、前倾
· 膝关节压力过大

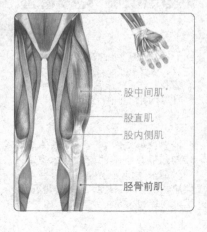

股中间肌*

股直肌

股内侧肌

胫骨前肌

起始

坐于坐式大腿伸展训练器上，调整座椅位和踝部支撑垫，膝关节后部紧贴椅子边缘。

过程

躯干紧靠椅背，双手握紧两侧把手。小腿尽量向上抬起，直至双腿基本伸直，稍作停顿，恢复至起始姿势，完成规定的次数。

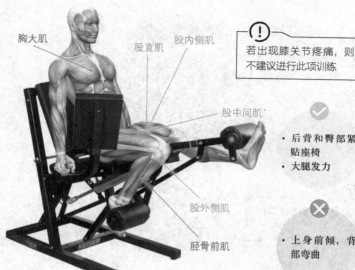

胸大肌

股直肌 股内侧肌

股中间肌

股外侧肌

胫骨前肌

若出现膝关节疼痛，则不建议进行此项训练

· 后背和臀部紧贴座椅
· 大腿发力

❌
· 上身前倾，背部弯曲

KEISER坐姿交替伸膝

呼吸
膝关节伸展时呼气，还原时吸气

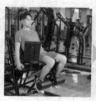

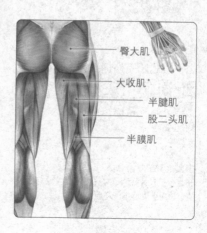

臀大肌

大收肌

半腱肌

股二头肌

半膜肌

起始

坐于 KEISER 腿部伸展机上，踝关节上部位于横垫下，膝关节后部紧贴椅子边缘，躯干紧靠椅背，双手握紧两侧可调节阻力把手。

过程

一侧小腿向上抬至该侧腿伸直。屈膝，恢复至起始姿势，换对侧向上抬。双腿交替进行，完成规定的次数。

器械坐姿屈膝

呼吸

膝关节屈曲时呼气，还原时吸气

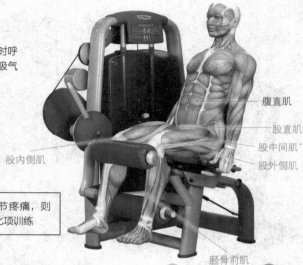

腹直肌

股直肌

股中间肌*

股外侧肌

股内侧肌

胫骨前肌

(!) 若出现膝关节疼痛，则不建议进行此项训练

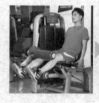

· 后背和臀部紧贴座椅
· 大腿发力

· 上身前倾

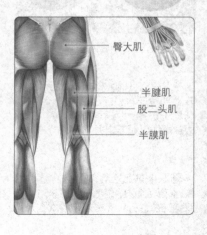

臀大肌

半腱肌

股二头肌

半膜肌

起始

坐于坐式腿屈伸训练器上，踝关节后部支撑于横垫，小腿近膝端前部位于横垫下，膝关节后部紧贴椅子边缘，躯干紧靠椅背，双手握紧两侧把手。

过程

小腿向后，逐渐靠近座椅。双腿屈曲至最大限度，然后恢复至起始姿势，完成规定的次数。

呼吸

膝关节屈曲时呼气，还原时吸气

臀大肌

股二头肌

股外侧肌

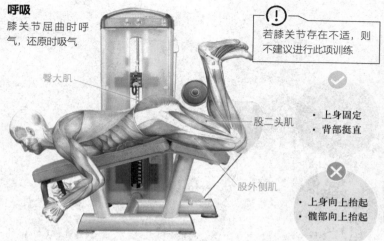

若膝关节存在不适，则不建议进行此项训练

✓
· 上身固定
· 背部挺直

✗
· 上身向上抬起
· 髋部向上抬起

器械俯卧腿弯举

起始

身体俯卧于器械上，双腿伸直，脚踝上方位于滚轴下方，双手握紧把手。

过程

上身及大腿保持不动，双腿屈膝向后勾腿，感受腿部前侧肌肉拉伸。双腿向后弯曲至极限，稍作停顿。恢复至起始姿势，完成规定的次数。

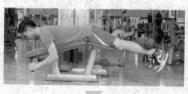

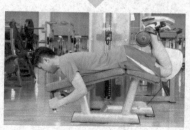

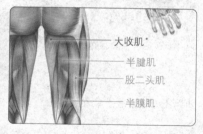

大收肌*
半腱肌
股二头肌
半膜肌

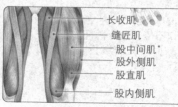

长收肌
缝匠肌
股中间肌*
股外侧肌
股直肌
股内侧肌

KEISER俯卧交替腿弯举

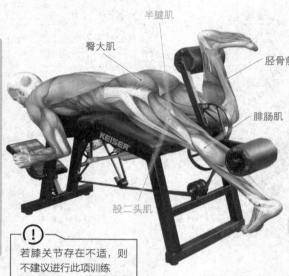

半腱肌

臀大肌

胫骨前肌

腓肠肌

股二头肌

呼吸

膝关节屈曲时呼气，还原时吸气

- 速度放慢，略微屈膝
- 臀部收紧，避免借力

- 双腿同时弯曲、伸直
- 髋部向上抬起

若膝关节存在不适，则不建议进行此项训练

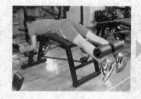
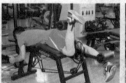
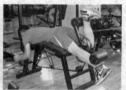

起始

俯卧于器械上，手扶把手，将双腿脚踝上方位置放于滚轴下方。

过程

保持身体稳定，一侧腿向后弯曲。动作不停，腿还原后对侧腿向后弯屈，双腿交替进行。完成规定的次数。

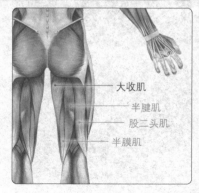

大收肌

半腱肌

股二头肌

半膜肌

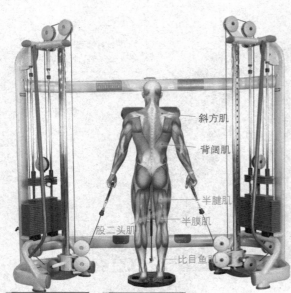

呼吸
提踵时呼气，
还原时吸气

· 双腿保持挺直
· 背部保持挺直
· 身体保持稳定

· 膝关节弯曲
· 背部弯曲，重心不稳

绳索提踵

· · ·

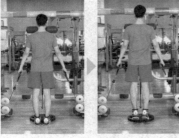

若出现踝关节疼痛，则不建议进行此项训练

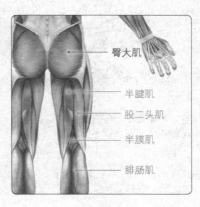

臀大肌
半腱肌
股二头肌
半膜肌
腓肠肌

起始

站姿，双脚并拢，双手各持相同阻力把手于身体两侧。

过程

控制身体稳定，双脚对抗手臂阻力同时向上提踵至最大限度，然后恢复至起始姿势，完成规定的次数。

99

股四头肌拉伸

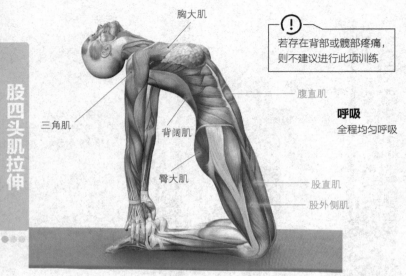

胸大肌

腹直肌

三角肌

背阔肌

臀大肌

股直肌

股外侧肌

> ❗ 若存在背部或髋部疼痛，则不建议进行此项训练

呼吸
全程均匀呼吸

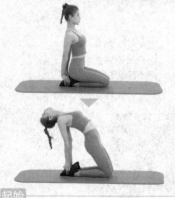

✅
· 双臂在身后始终伸直，以提供保护

❌
· 上身及头部过度后仰
· 双肩上耸

起始

身体呈跪姿，上身挺直，目视前方，双臂伸直，双手握紧脚部。

过程

伸展髋部，头部及上身后仰，感受牵拉感。保持姿势至规定时间。

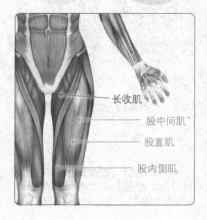

长收肌

股中间肌*

股直肌

股内侧肌

呼吸

全程均匀呼吸

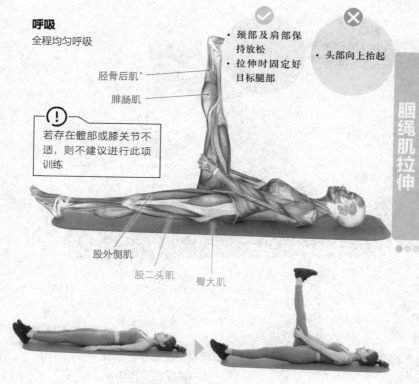

胫骨后肌*

腓肠肌

> ⓘ 若存在髋部或膝关节不适，则不建议进行此项训练

- 颈部及肩部保持放松
- 拉伸时固定好目标腿部

- 头部向上抬起

腘绳肌拉伸

股外侧肌

股二头肌

臀大肌

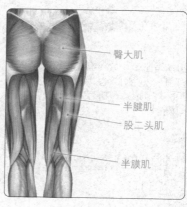

起始

身体呈仰卧姿，平躺于地面，双臂伸直放于身体两侧。

过程

一侧腿伸直，对侧腿屈膝约 90 度，向上提起。双手交叉环抱拉伸侧大腿后侧。拉伸侧腿伸直向上，双手向胸前拉伸腿，感受大腿后侧的牵拉感，保持姿势至规定时间。对侧亦然。

臀大肌

半腱肌

股二头肌

半膜肌

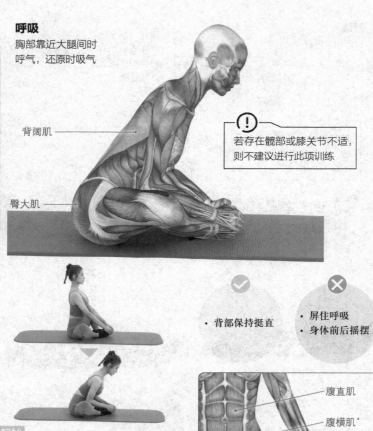

内收肌拉伸

呼吸
胸部靠近大腿间时
呼气，还原时吸气

背阔肌

臀大肌

若存在髋部或膝关节不适，则不建议进行此项训练

· 背部保持挺直

· 屏住呼吸
· 身体前后摇摆

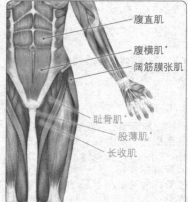

腹直肌

腹横肌*
阔筋膜张肌

耻骨肌*

股薄肌*

长收肌

起始

身体呈坐姿，背部挺直，双腿屈膝、打开，双脚脚心相对并靠拢，双手握住脚尖，并将双臂置于膝关节内侧。

过程

胸部向双腿间逐渐靠拢，至大腿内侧有中等程度的牵拉感。保持姿势至规定时间。

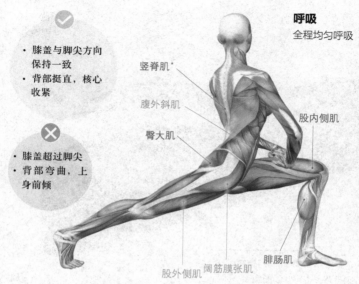

呼吸

全程均匀呼吸

竖脊肌*

腹外斜肌

臀大肌

股内侧肌

股外侧肌

阔筋膜张肌

腓肠肌

✓
- 膝盖与脚尖方向保持一致
- 背部挺直,核心收紧

✗
- 膝盖超过脚尖
- 背部弯曲,上身前倾

髂腰肌拉伸

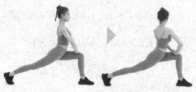

(!) 若存在髋部或膝关节不适,则不建议进行此项训练

起始

身体呈弓步姿势,前腿屈膝约 90 度,后腿伸直,双手放于大腿前侧之上。

过程

保持身体稳定,上身向一侧偏转,使目标肌肉得到拉伸,保持姿势至规定时间。对侧亦然。

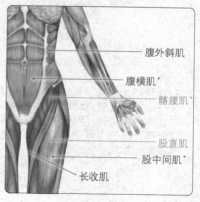

腹外斜肌

腹横肌*

髂腰肌*

股直肌

股中间肌*

长收肌

麻花式拉伸

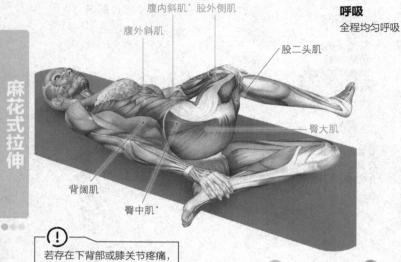

腹内斜肌* 股外侧肌

腹外斜肌

股二头肌

呼吸
全程均匀呼吸

臀大肌

背阔肌

臀中肌*

> ⚠ 若存在下背部或膝关节疼痛，则不建议进行此项训练

✓
- 重点体会腰腹部、股四头肌、臀大肌的牵拉感

✗
- 上半身向一侧偏转
- 背部弯曲

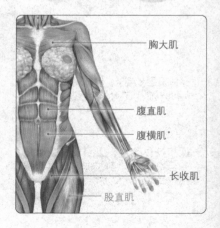

胸大肌

腹直肌

腹横肌*

长收肌

股直肌

动作

身体呈仰卧姿势，双腿屈膝，一侧腿在上，靠近对侧地面。拉伸侧手拉住对侧脚脚踝，对侧手扶拉伸侧腿膝盖，肩部尽可能靠近地面，保持姿势至规定时间。对侧亦然。

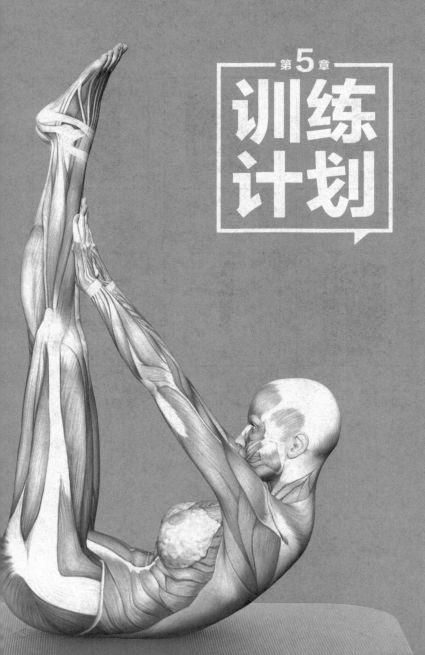

第 5 章
训练
计划

手臂精准塑形计划

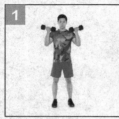

1

哑铃弯举
12次×3组
间歇60秒
第15页

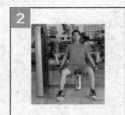

2

器械臂屈伸
12次×3组
间歇60秒
第18页

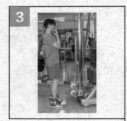

3

绳索弯举
8次×2组
间歇90秒
第14页

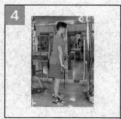

4

绳索肱三头肌下压
8次×2组
间歇90秒
第19页

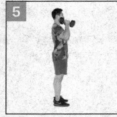

5

哑铃锤式弯举
20次×2组
间歇30秒
第16页

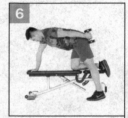

6

哑铃臂屈伸－单臂
20次/侧×2组
间歇30秒
第21页

胸部精准塑形计划

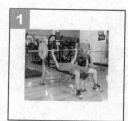

1

杠铃卧推
5 次 ×3 组
间歇 90 秒
第31页

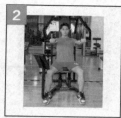

2

KEISER 推胸
5 次 ×3 组
间歇 90 秒
第29页

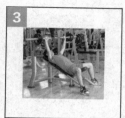

3

杠铃上斜卧推
8 次 ×3 组
间歇 60 秒
第32页

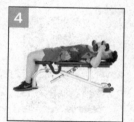

4

哑铃飞鸟
8 次 ×3 组
间歇 60 秒
第36页

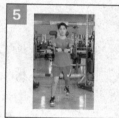

5

绳索推胸
15 次 ×2 组
间歇 45 秒
第30页

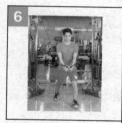

6

绳索下斜夹胸
15 次 ×2 组
间歇 45 秒
第35页

背部精准塑形计划

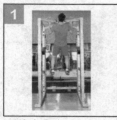

引体向上
10次 ×3组
间歇90秒

第54页

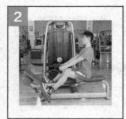

器械划船
10次 ×3组
间歇90秒

第38页

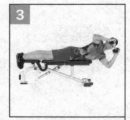

哑铃挺身转体
10次 ×3组
间歇90秒

第53页

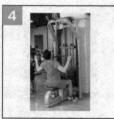

拉力器下拉－宽握
15次 ×2组
间歇60秒

第45页

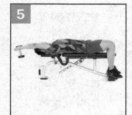

哑铃上拉
15次 ×2组
间歇60秒

第51页

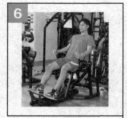

KEISER 坐姿挺身
15次 ×2组
间歇60秒

第52页

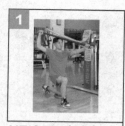

KEISER 半跪姿上提
8 次 / 侧 ×2 组
间歇 90 秒
第 67 页

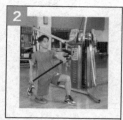

KEISER 半跪姿下砍
8 次 / 侧 ×2 组
间歇 90 秒
第 68 页

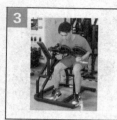

KEISER 卷腹
6 次 ×2 组
间歇 90 秒
第 62 页

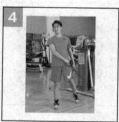

KEISER 旋转上拉
6 次 / 侧 ×2 组
间歇 90 秒
第 69 页

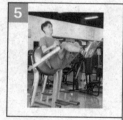

器械提腿
15 次 ×2 组
间歇 90 秒
第 61 页

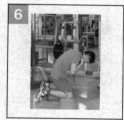

绳索跪姿卷腹
15 次 ×2 组
间歇 90 秒
第 63 页

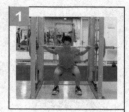

1

杠铃深蹲
12 次 ×3 组
间歇 90 秒
第73页

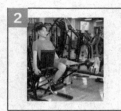

2

KEISER 坐姿交替
伸膝
8 次 ×3 组
间歇 90 秒
第95页

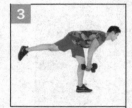

3

哑铃单腿硬拉
10 次 / 侧 ×3 组
间歇 90 秒
第81页

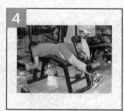

4

KEISER 俯卧交
替腿弯举
8 次 ×3 组
间歇 90 秒
第98页

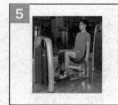

5

器械髋内收
15 次 ×3 组
间歇 60 秒
第84页

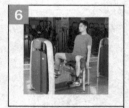

6

器械髋外展
15 次 ×3 组
间歇 60 秒
第83页

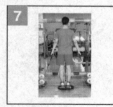

7

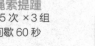

绳索提踵
15 次 ×3 组
间歇 60 秒
第99页

全身力量训练计划

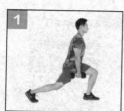

1
哑铃弓步蹲
10 次 ×3 组
间歇 90 秒
第76页

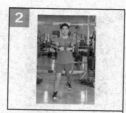

2
绳索推胸
10 次 ×3 组
间歇 90 秒
第30页

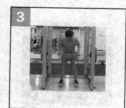

3
杠铃划船
10 次 ×3 组
间歇 90 秒
第40页

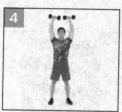

4
哑铃肩上推举
15 次 ×3 组
间歇 90 秒
第3页

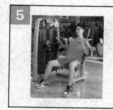

5
器械弯举
15 次 ×3 组
间歇 90 秒
第13页

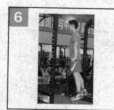

6
双杠臂屈伸
10 次 ×3 组
间歇 90 秒
第20页

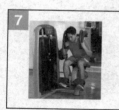

7
器械卷腹
20 次 ×3 组
间歇 90 秒
第59页

高效燃脂训练计划

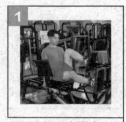

KEISER 坐姿交替蹬腿
10 次 ×3 组
间歇 60 秒
第93页

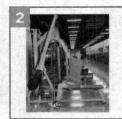

绳索攀爬
30 秒 ×3 组
间歇 60 秒
第50页

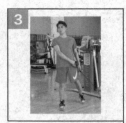

KEISER 旋转上拉
8 次 / 侧 ×3 组
间歇 60 秒
第69页

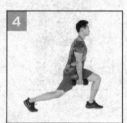

哑铃弓步蹲
10 次 ×3 组
间歇 60 秒
第76页

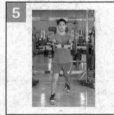

绳索推胸
10 次 ×3 组
间歇 60 秒
第30页

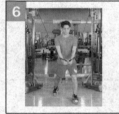

绳索下斜夹胸
10 次 ×3 组
间歇 60 秒
第35页